YO PUEDO CON TODO

YO PUEDO CON TODO

Patry Jordan

Obra editada en colaboración con Editorial Planeta – España

Diseño de interior y maquetación: Mistim Agency
©de las fotografías del interior, © Jonathan Miller, © Carles Galí

© 2019, Patry Jordan

© 2019, Editorial Planeta S.A.- Barcelona, España

Derechos reservados

© 2019, Editorial Planeta Mexicana, S.A. de C.V.
Bajo el sello editorial PLANETA M.R.
Avenida Presidente Masarik núm. 111, Piso 2
Colonia Polanco V Sección
Delegación Miguel Hidalgo
C.P. 11560, Ciudad de México
www.planetadelibros.com.mx

Primera edición impresa en España: marzo de 2019
ISBN: 978-84-08-20568-5

Primera edición impresa en México: junio de 2019
ISBN: 978-607-07-5886-7

Impreso en los talleres de Litográfica Ingramex, S.A. de C.V.
Centeno núm. 162-1, colonia Granjas Esmeralda, Ciudad de México
Impreso en México –*Printed in Mexico*

ÍNDICE

EL PODER DE *(TU)* PEQUEÑO PASO

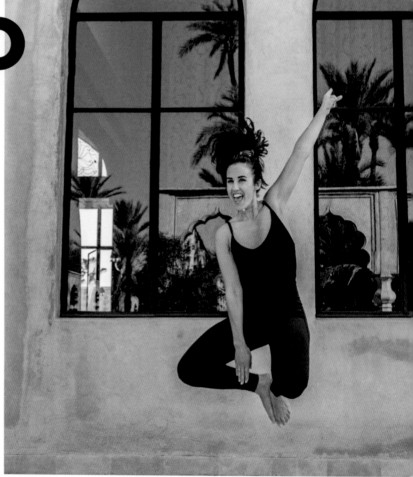

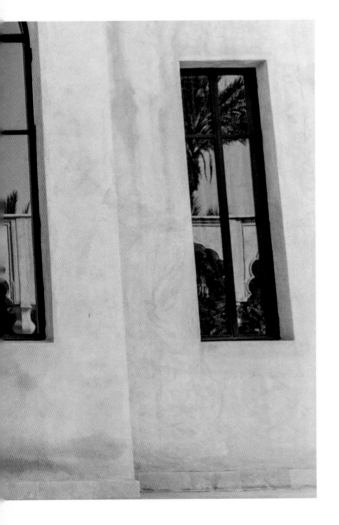

#YPCT
@PATRYJORDAN
@GYMVIRTUAL_COM

¡Bienvenido y bienvenida a este nuevo proyecto! Estoy feliz de que podamos conectar también a través de estas páginas. Digo *también* porque los que me seguís en mis canales y perfiles de redes sociales sabéis que lo que me motiva es poder ayudar a las personas a sentirse bien y a superarse cada día. A modelar vuestra mejor versión.

Y para los que vais a conocerme a través de este libro, un gracias y una invitación a que, sobre todo, disfrutéis de vuestro camino.

Estáis todos invitados a divertiros con este plan.

He empezado, por cierto, con el lema que inspira mi comunidad, #ypct, es decir: **yo puedo con todo**, mi mantra, el sentido de todo. Una idea de la que también nace este libro y que no solo se aplica al deporte, sino a todo lo que nos mueve en nuestro día a día. Para mí, es un lema lleno de energía y planteado desde el realismo y la motivación. No se trata de abarcar y agotarse con un esfuerzo sobrehumano. Al contrario, hablo de marcarte objetivos y de trazar un plan para alcanzarlos a un ritmo personalizado y realizable.

Tendemos a la frustración, a no creer en nosotros mismos. Tenemos facilidad para tirar la toalla y culpar a los demás por aquello que no podemos cambiar. Yo he vivido todo esto, y muchos de los que me escribís me habéis hecho ver que esta tendencia se encuentra en la gran mayoría de las personas.

He perdido la cuenta de todas las transformaciones que habéis compartido desde que empecé. Pero a día de hoy sois la principal razón de mi motivación por continuar trabajando y esforzándome al máximo. Cada uno de vuestros logros también es para mí un logro y una inmensa satisfacción.

Te propongo que veas el plan como un camino que recorres poco a poco. Porque **todo camino, por largo que sea, empieza con un pequeño paso**. Ese pequeño paso supone poner en marcha algo que te acerca a tu meta, aunque no tengas mucho tiempo. Entre los pequeños pasos que suman en tu camino podemos mencionar actividades y gestos tan sencillos como:

- Reservarte diez minutos para hacer ejercicio.
- Encontrar una actividad deportiva que te enganche.
- Quedar con tus amigos para caminar el fin de semana.
- Beber dos litros de agua y procurar que tu picoteo sea más saludable.

Por supuesto, hay muchos más pasos, y no son tan difíciles de seguir ni tienen requisitos extraordinarios. Lo único que necesitas es comenzar.

Me gustaría que este libro fuera ese primer paso que te anime y haga que creas en ti y en tu poder. También que se convierta en el libro al que recurras cuando vuelvas a desconfiar de ti y no creas en tus capacidades para conseguir lo que te propongas. Sí, porque tú puedes con todo. **El poder del pequeño paso se activa cuando revisas tu rutina diaria y te preguntas si tu estilo de vida te satisface** y te lleva donde quieres realmente llegar.

¿Has sentido alguna vez que no has tomado acción y te has dejado llevar por el momento, por los demás, sin hacer lo que realmente deberías hacer para conseguir algo en concreto? Os aseguro que hay muchísima gente que vive en su zona de confort por inercia, sin pensar demasiado en lo que le haría realmente feliz o en las cosas que tendría que hacer para alcanzar sus objetivos.

¿Cuántas veces te has cansado o agobiado incluso antes de empezar algo? Creo que agota mucho más pensar que debemos cambiar algo y tener que arrastrarlo durante nuestro día a día que ponernos manos a la obra. Piénsalo.

Todo es posible si cambiamos el chip: si cambiamos de actitud. Puede que estés todo el día quejándote. En realidad, identificar ese malestar es lo mejor que te puede pasar, porque si después buscas las herramientas y te comprometes contigo mismo, lograrás lo que pretendes.

Tomarnos las cosas con compromiso o con la sensación de que nos lo merecemos y sentir que al dar el primer paso avanzamos nos llenará de energía e ilusión. Y si conseguimos aquello que más nos cuesta o aquello que más tememos, la satisfacción de lograrlo nos dará el poder de conseguir cualquier cosa. Así que por pequeño que sea tu paso y por largo que sea el camino, hazlo siempre hacia delante. Por supuesto, también me gusta ser sincera y remarcar que detrás de tu propósito hay sacrificio, aunque también hay maneras de relativizarlo y de disfrutar. En el proceso, recuerda lo que deseas, visualízalo y sigue caminando paso a paso hacia ese objetivo.

TODO CAMINO, POR LARGO QUE SEA, EMPIEZA CON UN *pequeño*PASO

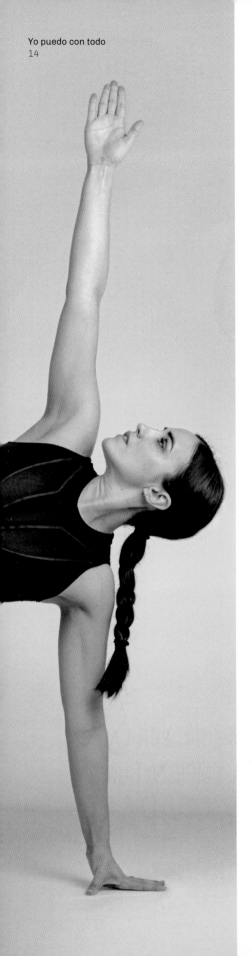

CONOCERTE ES QUERERTE

Es cierto que a veces nos cuesta reconocer el origen del malestar, o lo vemos, pero no sabemos o no queremos abandonar nuestra zona de confort. Eso puede suceder porque no nos paramos a definir nuestras prioridades, o porque nos dejamos llevar por las opiniones de otros. O porque el estrés diario no nos permite tomar conciencia, o porque ese sobrepeso nos hace pensar que necesitamos muchos sacrificios y que siempre estaremos igual. Pero hay una solución para cada problema.

¡NO NOS AUTOLIMITEMOS!

Hay que tener autoconocimiento. Ese autoconocimiento te ayuda a trabajar con ventaja y a entender lo que haces bien o mal. Tienes cosas muy buenas, lo positivo de tu personalidad, que vas a hacer brillar y a reforzar. Las malas, las que te restan y te complican cualquier situación, vas a trabajarlas y a mejorarlas. **¡No hay límites, solo hay trabajo y constancia!**

TAN IMPORTANTE ES AVANZAR COMO NO RETROCEDER

Ahora sabes que el éxito reside en ti. El compromiso no es ni con tu pareja, ni con tus amigos o tu familia. Es un compromiso de amor por ti mismo. En este proceso, para mí no es lo mismo avanzar o no retroceder que retroceder.

Por *avanzar* o *no retroceder* entiendo fijar varios compromisos que mantengan la motivación y eviten que abandones el camino hacia tu propósito, aunque no estés trabajando para crear buenos hábitos o cumpliendo con la rutina de ejercicios. Igualmente, te estás moviendo y continúas luchando por tu deseo.

PERO...

Cuando pienso en retroceder, me refiero a abandonar, a tirar la toalla y no hacer absolutamente nada.

Por tanto, avanzar y no retroceder son igual de importantes, a pesar de que creas que solo cuenta si avanzas. En realidad, todo paso es válido, a excepción del que te devuelve al punto muerto de inicio.

Hemos visto que nuestro cuerpo nos avisa, nos da las señales para iniciar cualquier transformación. Puedes aprender a escucharlo. Cuanto más te conozcas, más entenderás su *idioma*: sentirás lo que se mueve dentro de ti, si te encuentras mal, estás lesionado o desanimado. Así podrás poner todo lo necesario para cuidarlo.

Además, es muy importante cambiar la manera de pensar. Si piensas en positivo, tendrás sentimientos agradables; si piensas todo lo contrario, las sensaciones serán malas. Y el cuerpo te lo dirá.

LAS HERRAMIENTAS ESTÁN EN TU HOJA DE RUTA:
AUTOCONOCIMIENTO Y ORGANIZACIÓN

La improvisación no es buena amiga para llegar lejos. La organización es muy importante para llevar el control de tu vida. A mí me funciona la agenda de mano, pero puedes utilizar las notas del móvil, un listado o cualquier otra herramienta para ordenar por fecha tus cosas importantes y urgentes.

Dividir las tareas te ayudará a ser constante, porque si lo dejas todo para el último día, al final es probable que desistas. Quizá al principio te parecerá que estás perdiendo el tiempo, pero luego comprobarás que esa organización te permite trabajar con más rapidez y eficiencia para alcanzar tus objetivos.

NO ESTÁS SOLO

Todos y cada uno de nosotros nos encontramos en continuo cambio. Las personas somos evolución y siempre hay nuevos objetivos en el horizonte. La frustración puede ser nuestro peor enemigo, y cada vez que aparezca hay que pelear. Así que conócete y trabaja siempre para cambiar todo aquello que no te guste; puedes tardar más o menos, pero si eres constante todo se consigue.

EL DEPORTE

Mi vehículo para hacer la transformación en todos los aspectos de la vida. El deporte nos da los valores y el hábito. Su práctica, sea el deporte que sea, nos ayuda a continuar siempre en este proceso y, lo más importante, nos enseña a disfrutar de él.

Desde pequeña, en mi familia se ha respirado mucho, incluso podría decir que prácticamente he convivido con él. Y os puedo asegurar que más allá de los beneficios físicos que nos aporta, y que son solo los que algunos ven, también hay muchísimos otros, y para mí más importantes que el resultado físico que nos pueda aportar. A veces me da la sensación de que pensamos que vamos a vivir para siempre y, sobre todo, cuando somos jóvenes, tendemos a no cuidarnos lo suficiente. Así que ahora te voy a dar algunas razones por las que cambiar tu estilo de vida, moverte y empezar a cuidarte, haciendo deporte.

- **Obtienes más energía**. Tu metabolismo agradece la actividad porque favorece la eliminación de toxinas y la renovación celular. El organismo funciona con menos cargas y de una manera más fluida.
- **Segregas más adrenalina**. En esta renovación metabólica, se segregan hormonas que permiten deshacernos del estrés.
- **Descargas la negatividad del día**, también gracias a la activación del organismo.
- **Activas la hormona de la felicidad**. En línea con el buen funcionamiento metabólico, dispones de más oxitocina, una de las hormonas responsables del bienestar.
- **Consigues beneficios psicológicos**. La relajación, el sentimiento de placer y satisfacción por hacer algo por ti mismo, y los cambios que vas notando en tu cuerpo, disparan la alegría y la estabilidad emocional.
- **Pensamiento positivo**. Al ver resultados y sentirte mejor, entras en una dinámica de positivismo que mejora tu autoestima.
- **Vives más años**. Porque la frase *mens sana in corpore sano* cobra sentido.

A mí el deporte me ha enseñado a ganar constancia y disciplina en todos los aspectos de mi vida. Me ha enseñado que incluso cuando sientes que ya no puedes más, siempre puedes dar un paso. Que en los días más fríos y lluviosos, aquellos días en los que lo ves todo oscuro, también encuentras la fuerza necesaria para ir a por todas, esa luz que te guía y te fuerza a seguir andando un poquito más. Porque has conseguido vencer la pereza en los momentos más difíciles, y te has dicho a ti misma que nadie lo hará por ti.

Recuerda que cuando duermas, siempre habrá alguien que ya se habrá levantado para luchar por sus sueños. De ti depende conocer y saber cuánto quieres aquello que estás deseando. Porque ¿sabéis?, el deporte es uno de los medios —y para mí el más eficaz— para conseguir todo lo que te propongas. Porque la disciplina, el esfuerzo y la constancia que te da es la base de todo.

Precisamente, esa es la razón de que exista este libro. Si te he convencido y esta vez lo quieres hacer solo por ti, quiero acompañarte y ofrecerte los mejores recursos para tu ruta.

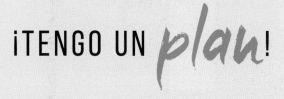

¡TENGO UN *plan*!

SEMANA
01

Esta es tu primera semana en el plan y seguro que tienes ganas de empezar y, al mismo tiempo, no sabes si serás capaz. Nuestro pistoletazo de salida nos ha hecho más conscientes de que el cambio es posible. En realidad, lo que vamos a necesitar es mantener viva esa motivación. Me gustaría que tuvieras estas páginas como una amiga a la que recurres cuando te fallan las fuerzas.

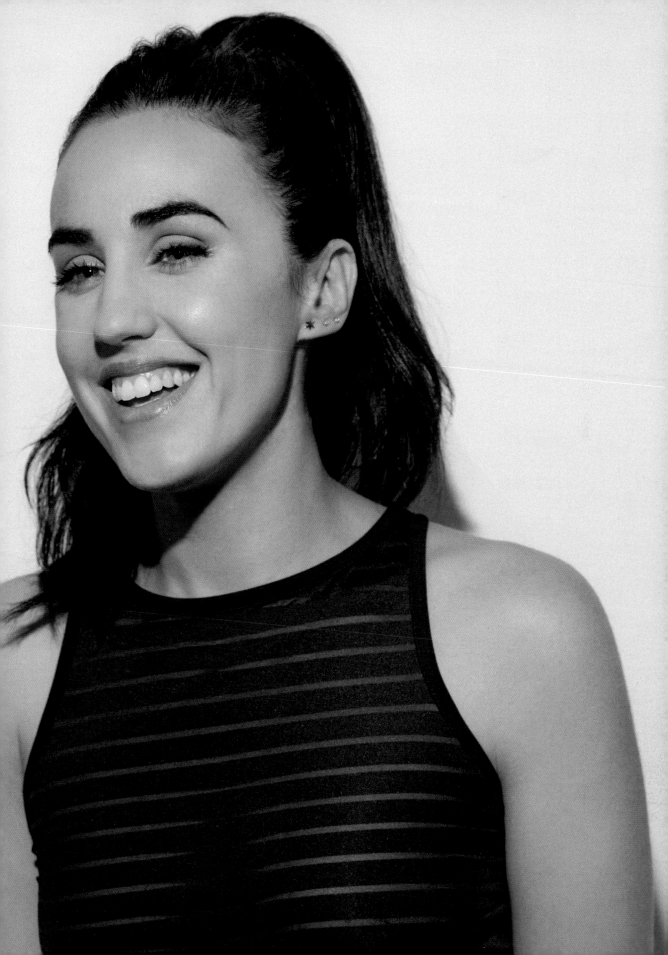

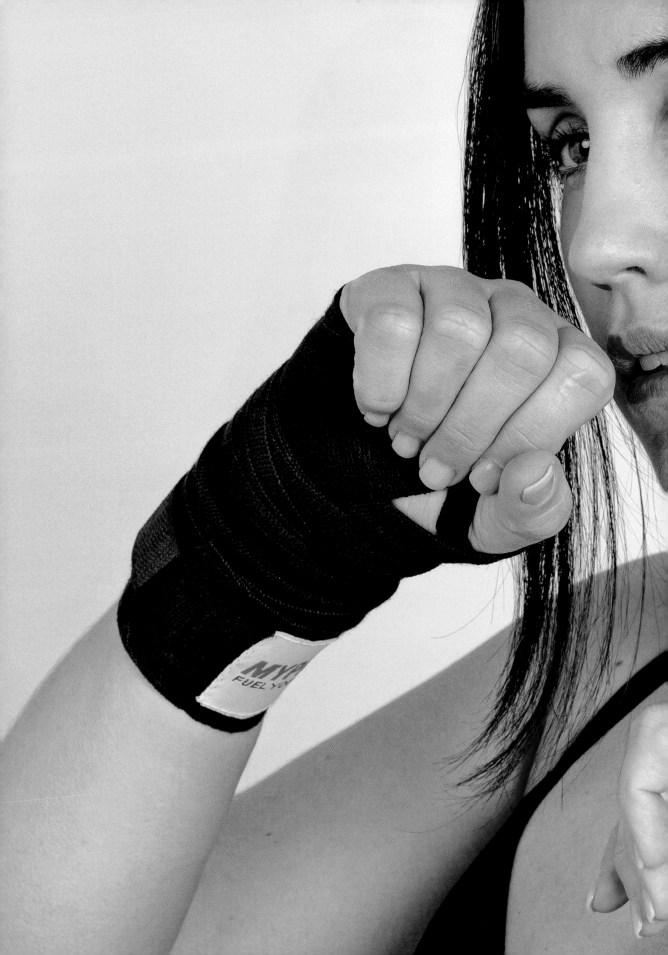

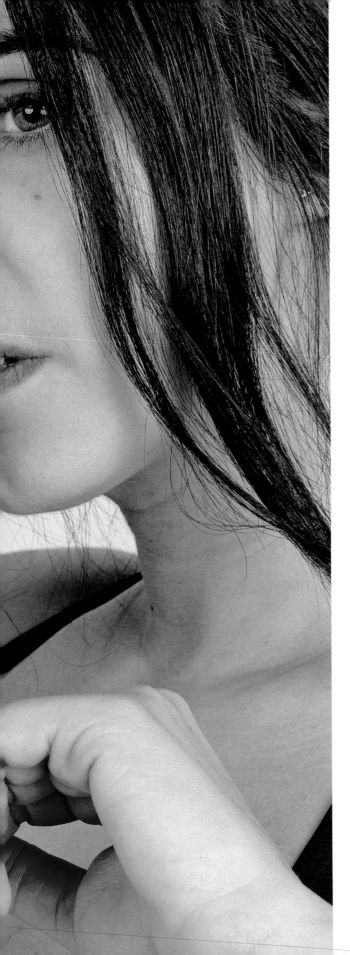

¿De qué hablamos cuando hablamos de motivación? Parece el título de una película, pero creo que es bueno recordarlo. La motivación, más que energía o el impulso de actuar, es estar convencido de lo que quieres y, en especial, de que puedes. Solemos motivarnos al principio, cuando decidimos y visualizamos que vamos por fin a por nuestros objetivos. Pero hay días en los que esa determinación se ve influida por emociones o cosas que nos pasan. Hay días en los que no nos vemos con fuerza, hay días en los que creemos que no lo conseguiremos porque no lo hemos logrado antes o, simplemente, hay días en los que nos falta fuerza de voluntad y creemos que no damos más. Pero olvídate de todo esto, y quédate con que esta vez va a ser diferente.

Lo primero es que tienes que ser consciente de todo lo que va a implicar tu propósito. No solo tienes que desear el objetivo, sino que tienes que estar dispuesto a hacer todo lo que implica alcanzarlo. **Tus expectativas tienen que estar a la altura del compromiso que tendrás.** Esta vez tienes que hacer lo imposible por conseguirlo. Porque está muy bien desear algo, pero si no estás dispuesto a dar el cien por cien, vas a sentir que siempre acarreas ese objetivo sin cumplir, y te vas a frustrar por no conseguirlo. Si quieres acabar con esto, la única pregunta que quiero que te plantees en este momento es:

¿QUIERES *poder*?

Si tu respuesta sincera es un sí, puedo ayudarte y espero hacerlo. Identifica objetivos, busca soluciones, organízate, toma decisiones y haz pequeños cambios siempre que te lo puedas permitir. Y sobre todo, no pierdas de vista que es preferible abarcar lo justo en cada fase, porque no solamente no podemos estar siempre al doscientos por ciento, sino que ponerte objetivos demasiado exigentes aumentará tus expectativas y puedes caer en la frustración cuando estas no se cumplan.

Para mí, lo que realmente importa es hacer esta reflexión y conseguir organizarnos para que el proceso sea lo más simple y agradable posible. De este modo, te garantizo que notarás beneficios tan positivos como transformar el desánimo en alegría, sentirte afortunado y borrar el agobio y disfrutar de lo mucho que trabajas para ser tu mejor versión.

HAZLO FÁCIL

UN PASEO FUERA DE LA ZONA DE CONFORT

Imagina una línea del tiempo, que sigue hasta el momento en que consigues tu objetivo, con pequeñas paradas también en cada pequeño éxito y resultado. En esta línea, ¿dónde está el principio? Para mí, justo fuera de tu zona de confort.

La zona de confort es un lugar cómodo, pero la comodidad no quiere decir que sea lo mejor para ti. Esta comodidad es un estado que nos hemos creado para sentir que todo es más fácil, pero lo que está claro es que es la zona donde alimentamos nuestros miedos y hace que no avancemos. Los miedos y las creencias nos limitan y no nos dejan salir e iniciar ese camino que queremos hacer por la línea del tiempo.

DENTRO DE LA ZONA DE CONFORT, CREO QUE VIVIMOS EN FUNCIÓN DE EXPECTATIVAS:

- *Expectativas bajas:* como no deseamos ni esperamos nada, nos dan una relativa paz y nos mantienen pasivos.

- *Expectativas altas:* las metas requieren tanto esfuerzo que vemos el salir del confort como algo imposible y lleno de exigencia, por lo que nos sentimos frustrados.

Sin embargo, la zona de confort no siempre nos afecta según uno de estos extremos. Existe un punto medio donde eres consciente de que hay cosas que pueden funcionar y otras que no. Y es en ese punto medio donde te puedes situar y planificar tu salida de la comodidad.

En ese estado intermedio de expectativas, avanzamos, aprendemos y nos arriesgamos sin hacerles tanto caso a nuestros miedos.

En este campo intermedio, además hay que tener un especial cuidado con no restarnos valor. Cuando alimentamos la idea de que somos incapaces de lograr lo que deseamos, solemos conformarnos con plantear objetivos que están muy por debajo de nuestras posibilidades reales. De esta manera, dejamos gran parte de nuestro potencial en un rincón.

Estoy de acuerdo con que quizá te invade menos la frustración, te enfrentas a menos riesgos y sientes más comodidad. Pero también es una lástima desperdiciar todas las cualidades que tienes y todo lo que puedes disfrutar gracias a ellas.

Desde ese punto intermedio, te aconsejo que te ejercites siguiendo tu plan, hasta alcanzar tu punto máximo, en el que reconozcas todo ese potencial.

En la zona de confort reina el conformismo y nos cuesta un mundo dar el primer paso hacia nuestro objetivo. Es el reino de las excusas y del autoengaño. Suena un poquito cruel, aunque sabemos que tiene mucho de cierto.

Nos autoengañamos a menudo. El papel de víctima nos va estupendo para justificarnos, porque nos engañamos pensando que lo intentamos, pero que ni las circunstancias ni los consejos nos pueden ayudar. Lo dejamos todo en manos de lo externo, como si no fuéramos responsables de nuestro éxito.

El caso es que el factor suerte es secundario. No es el destino, ni que todas las dietas o rutinas sean inadecuadas. El objetivo vive más allá de las excusas, al otro lado de las conspiraciones irreales contra nosotros. Nos mentimos con el no puedo, no me dejan, no tengo tiempo, vivo lejos, trabajo mucho. Y en el fondo estas ideas solo son eso, ideas y mentiras.

NO TE ALÍES CON TUS **EXCUSAS**

Te animo a hacer una reflexión. Fíjate en las excusas que normalmente pones durante el día y que te limitan a conseguir aquello que deseas. Dales la vuelta y cambia todo aquello negativo que tu mente piensa para transformarlo en algo positivo. Te recomiendo que te marques respuestas predeterminadas en las excusas que te pones. De esta forma, te será mucho más fácil combatirlas. Aquí tienes unos ejemplos:

NO PUEDO	YO PUEDO
NO TENGO TIEMPO	VOY A SACAR TIEMPO
EMPIEZO MAÑANA	EMPIEZO HOY
NO ES EL MOMENTO	EL MEJOR MOMENTO ES AHORA
TENGO MUCHO SUEÑO	EL SUEÑO ES TEMPORAL
NO VOY A CONSEGUIR NADA	VOY A CONSEGUIRLO TODO
TODO SIEMPRE ME DA PEREZA	LA PEREZA SE QUITA AL EMPEZAR
TENGO SOBREPESO	CADA PEQUEÑO PASO CUENTA
MIS HIJOS OCUPAN MI TIEMPO	VOY A HACER DEPORTE CON ELLOS

CÁMBIALO

A veces, tomar consciencia y realizar estos pequeños cambios te ayuda a ver las cosas de otra manera. Porque no se trata de tener tiempo, se trata de sacar tiempo para hacerlo.

Y no olvides el poder que tiene el pequeño paso. Por pequeño que sea, si coge la dirección correcta, te va a ayudar a avanzar y a lograr tus metas.

Hay pequeños demonios que minan nuestra confianza y que pueden ser muy convincentes. A veces se presentan como excusas, a veces son mentiras piadosas y a veces son creencias que se lo ponen muy difícil a cualquier intento de ser disciplinados.

El «no puedo» es la excusa que acompaña y da alas a todas las demás pequeñas mentiras: «No tengo tiempo», «No voy a conseguir nada», «Empiezo mañana», «No es el momento», «Me duele aquí», «No estoy preparado físicamente», «Me falta motivación», «Me da pereza», «Tengo sobrepeso», «Mis hijos ocupan mi tiempo», «Después de trabajar, lo último que me apetece es ponerme a hacer ejercicio», «Por la mañana tengo sueño o quiero desayunar o tengo que salir volando». Etcétera, etcétera, ¿verdad?

Que levante la mano quien se sienta identificado con alguna de estas excusas, que conforman un paquete de autoengaño importante. La cuestión, claro, es si existe algún antídoto para **cambiar el NO PUEDO por el SÍ QUIERO y por eso PUEDO**.

Por mi parte, estoy convencida de que el deporte funciona sin un *timing*, es decir, que si pretendemos que desaparezcan las excusas y ocupaciones como si pulsáramos el botón de apagar y que se dé el momento ideal y tranquilo para focalizarnos en el ejercicio, podemos sentarnos y esperar.

Como todo empieza dentro de nosotros, en nuestra cabeza, el momento llega cuando realmente nos decimos a nosotros mismos un **«yo puedo, me costará más o menos, pero puedo. ¡Yo puedo es mi lema!»**.

Hay que transformar el «no puedo» en «yo puedo» (solo cambia una letra, pero esa letra lo cambia todo para bien), y solo necesitas un poco de esfuerzo, constancia, acción o motivación. La fuerza de voluntad poco a poco ganará y descalificará todas esas mentiras con las que intentamos justificar que no hacemos ejercicio. Así que deja de esperar, de aplazar, de creer que el momento perfecto está por llegar o que tendrás más tiempo para poder dedicarte al deporte. Ese momento está aquí y es ahora.

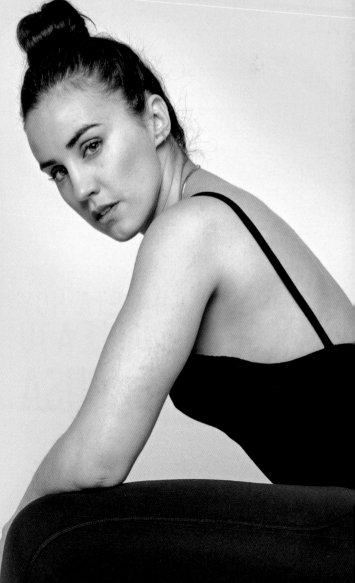

SI DEJAS PARA MAÑANA
LO QUE PIENSAS HACER HOY...

no lo harás. Tampoco puedes ser esclavo de tu objetivo ni esperar *momentos justos* o seguir consejos ajenos que no casan contigo. Tan solo actúa. Cueste lo que cueste. Nunca dije que fuera fácil. Empieza aunque tu motivación no sea todavía lo suficientemente fuerte.

Suena extraño decirlo así, lo sé. Sin embargo, la mente puede ser muy caprichosa y creativa y lanzarte mil excusas. **Cuando dejamos de pensar y actuamos, el cuerpo se pone en marcha y le dice a la mente que es divertido y que vas a por tu mejor versión**. La motivación a veces llega cuando empiezas a ver los primeros resultados, así que no esperes a estar muy motivado desde el principio. ¡Actúa!

No esperes tampoco a que se cumplan todas las condiciones ideales para ejercitarte, olvida posponer por esta o aquella situación. Sabemos que siempre va a pasar algo, y si lo usas como excusa, nunca harás deporte.

Y, al final, no lo conseguimos no porque no podamos o porque no seamos capaces, sino porque hay que hacer un trabajo detrás que muchas veces no tenemos en cuenta: ejercitar la fuerza de voluntad y el compromiso, tener autoconocimiento..., en definitiva, trabajar nuestro interior.

QUE TU META HOY SEA GANARLE A TU *mejor* EXCUSA

NO ESCUCHES A LA VÍCTIMA

Márcate una estrategia coherente y ten claras tus prioridades. Ve por pasos. Ahora ya sabes que para hacer deporte, dieta o lo que sea, es necesario incorporar antes nuevos hábitos y trazarte un plan marcado por etapas.

Atención, me gustaría también aclarar que sí, el mejor momento siempre es ¡ahora!, pero hay elecciones que son prioridades y no excusas, y las podemos diferenciar.

Por ejemplo, si para ti lo más importante es dejar de fumar antes que perder peso y no te sientes capaz de compaginar estos dos propósitos a la vez, cumple con tu primer propósito y luego elige otra fecha de inicio para ponerte en forma o adelgazar, haciendo pequeños cambios que se notarán progresivamente en tu estilo de vida. Eso no significa que pospongas el segundo objetivo para más adelante y que mientras estás consiguiendo el primero no hagas nada, al contrario. Mientras estás dejando de fumar, te tienes que plantear qué pequeñas acciones puedes ir haciendo para empezar a perder peso. Por ejemplo: «mientras deje de fumar, voy a intentar andar 10.000 pasos, voy a beber más agua y voy a intentar cuidar mi alimentación sin llevar una dieta muy estricta». No lo estarías enfocando a objetivos vinculados al deporte, como podrían ser bajar tres tallas o tonificarte.

Concretar las prioridades y definir cada paso de nuestro objetivo nos ayudará en todo el proceso. Y no te sientas mal por no avanzar todo lo que te gustaría; si concretas y te comprometes con pequeñas acciones, avanzarás mucho más que si quieres abarcarlo todo, porque no lo conseguirás y te sentirás mal por ello.

En tu plan, cada paso es importante y suma para obtener los resultados que te has fijado.

PASOS PARA ESTABLECER TUS PRIORIDADES:

1. Piensa en todo lo que haces a diario, obsérvate y pregúntate si en todas las tareas estás invirtiendo tu tiempo, o lo estás malgastando. ¿Te aportan algo o no te aportan nada?

2. Identifica tus excusas. Si seguramente has identificado que hay algunas tareas o acciones que no te aportan nada, pregúntate por qué las sigues haciendo, qué excusas te pones.

3. Aprende a decir no. Dependiendo de cómo sea tu personalidad te costará más o menos, pero es imprescindible aprender a decirlo, tanto a ti mismo como a los demás, para poder dejar espacio para las cosas que son realmente importantes.

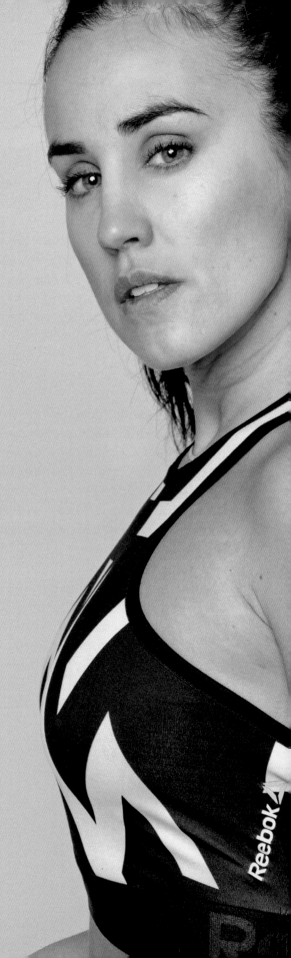

CÁMBIALO

Así es. **Somos lo que hacemos**, lo que hemos hecho en los últimos meses y en los últimos años. El entorno y la educación pueden ser más o menos propicios, lo que no significa que manden en nuestra vida. La genética no es excusa para no poder convertirnos en lo que queremos ser.

EL 90 POR CIENTO DEPENDE DE TI

De hecho, **la genética solo nos influye en un 10 por ciento.** Es decir, que el 90 por ciento restante es el reflejo de tus acciones, decisiones y pensamientos.

Lo que le decimos a nuestra mente se manifiesta a través de nuestro cuerpo. Ese mecanismo actúa como un aliado muy útil para *engañar* a la genética. O mejor dicho, volvemos a hablar de rutina: podemos modificar lo inscrito en nuestro cerebro poco a poco; de manera similar, iremos acostumbrando al cuerpo a los movimientos. Lo intenso y momentáneo puede cansar, pero no suele provocar cambios. Así, como ejemplo, es preferible hacer ejercicio varios días durante la semana que practicar intensamente un solo día.

Tú decides sobre ese abanico del 90 por ciento. Si en tu lista de prioridades un cambio de estilo de vida está clasificado en un discreto segundo plano, no comenzarás a practicarlo. Pero si perder peso está entre tus tres prioridades, empieza a moverte, aunque

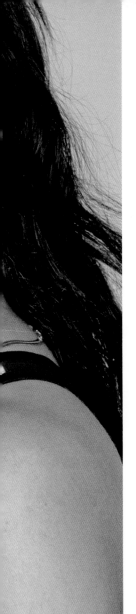

no sea el mejor momento. **Si hay algo que mueve montañas es la voluntad, el deseo**.

El orden y las costumbres adquiridas harán el resto. No es necesario que hagas grandes gestos. Las costumbres más lógicas y sencillas reportan beneficios que no imaginas, y hacen que todo parezca más fácil hasta que obtengas los resultados que esperas.

TU CAMBIO ES TU PROCESO

Siempre digo que se necesitan veintiún días para incorporar un hábito en tu vida. ¿Por qué veintiún días? Porque ese es el periodo de tiempo durante el cual tienes que repetir una acción para que se convierta en un hábito.

La ciencia afirma que la repetición aporta eficiencia a nuestro cerebro, porque lo acostumbra a actuar sin que ningún pensamiento consciente participe. Eso sí, es esencial que lo que queramos transformar en costumbre sea algo importante para nosotros, como ya he mencionado, y que nos pongamos manos a la obra cada día durante tres semanas. En definitiva, si te interesa y te implicas, lo vas a conseguir. ¡Pruébalo!

Existen muchos hábitos negativos que surgen e influyen en nosotros, hagamos o no ejercicio. Para empezar, es importante ser conscientes de los que tenemos incorporados, porque son los que nos alejan de lo que queremos ser mañana. El siguiente paso es identificarlos y sustituirlos, sin llegar a anularlos. De esta manera evitamos un vacío respecto a ese hábito que nos puede debilitar y hacer que nos confundamos o descontrolemos para conseguir nuestro objetivo.

HAZ MÁS POR TI

Muchas veces vivimos sin unos hábitos vitales para nuestro bienestar y que, sin querer, abandonamos o perdemos por prestar más atención a otras cosas que a nosotros mismos. Y esto hace que perdamos calidad de vida.

Te voy a citar puntos básicos que tendrían que formar parte de nuestro día a día. Ahí estarían:

● Dedícate tiempo a ti mismo, y no postergarlo ni evitarlo.

● Comer bien: cinco veces al día, a las mismas horas y con atención plena.

● Descanso. Dormir es esencial para que nuestro cuerpo y nuestra mente se renueven.

● Relajación. Unos momentos de calma y meditación te devuelven la energía.

● Reflexión. Parar, respirar y plantearte metas, logros, relaciones... te ayuda a encauzar emociones y a ser más eficiente en tu día a día.

● Agradecer. Agradece cada día cada logro. por pequeño que sea. Trabajarás tu motivación y tu confianza. Cada día aprendemos algo, cada día superamos algo, cada día nos sorprende algo y cada día tomamos consciencia de algo.

Si crees que no tienes tiempo ni disfrutas de los hábitos anteriores, quizá te afectan rutinas negativas que no reconoces o que, incluso reconociéndolas, no sabes cómo cambiar.

En realidad, **lo que cambias son las acciones, no el hábito en sí**. Poco a poco, introduces gestos sin romper el hábito, porque estos gestos pueden transformar el hábito en un apoyo. En este proceso, lo primero es saber qué quieres hacer y comprometerte con lo que vas a asumir. Una vez que has asentado el compromiso, mira a tu alrededor y señala los impedimentos para cambiar, y también quiénes te pueden ayudar o no durante el tiempo que te has dado para cambiar.

Por ejemplo: si sientes que siempre estás nervioso y tu impulso es ponerte a fumar o comer algo, identifica ese mal hábito y cámbialo por un hábito bueno como, por ejemplo, irte a caminar, llamar a un amigo para tranquilizarte, etc. Por lo tanto, focalízate en el hábito que quieres adquirir, no pierdas el tiempo en las excusas y busca rápidamente las acciones que puedes hacer para incorporarlo. ¿Que quieres ponerte en forma? Ve a por ello. Y si solo tienes tres días a la semana libres y el problema es que no vas a poder ver a tus amigas, líalas para que hagan deporte contigo.

6 PAUTAS PARA MODIFICAR UN HÁBITO NEGATIVO EN UN BUEN HÁBITO

Durante esas tres semanas estamos expuestos a la tentación. Bueno, el impulso de abandonar puede abordarnos en cualquier momento. En ocasiones, si estamos incorporando varias pequeñas costumbres a la vez, nos podemos sentir presionados. Y si además tenemos en cuenta que la costumbre que perseguimos es empezar a hacer deporte, el asunto puede complicarse.

Si quieres tener éxito a la hora de incorporar tus hábitos, aquí te dejo unos consejos que puedes seguir para no flaquear:

1.

Identifica todos aquellos malos hábitos que no te están acercando a tu objetivo, y cuáles son los que quieres cambiar.

2.

Ten claros los nuevos hábitos. Anota los que quieres incorporar, por prioridades y sin querer abarcar más de lo que puedes. Recuerda que es importante ser realista.

3.

Cambia tus malos hábitos por los buenos. Muchas veces es mejor cambiarlos en lugar de eliminarlos.

4.

Todo depende de ti. Eres el responsable de llevar a cabo con éxito lo que te propongas, aunque sé consciente de que habrá algún día que quizá falles.

5.

No te castigues, si fallas un día no pasa nada, el problema es si fallas todos los días. Lo importante es seguir con lo propuesto el día siguiente, y no tirar la toalla porque ya has fallado.

6.

No estés más de dos días sin hacer ejercicio o sin hacer lo que te hayas propuesto, o se romperá la repetición del ciclo de veintiún días.

MIS TRES PLANES PARA CONSEGUIRLO

PLAN DE ACTITUD

Tomar una nueva actitud
ante una situación

Ser agradecido

Ponerte en una situación
real, no imaginaria

PLAN DE ACCIÓN

Concretar y especificar

Tomar compromiso y
responsabilidad

Hacerlo simple y
ejecutable

PLAN DE ÁNIMO

Sentir que lo conseguirás

Premiarse con palabras
positivas y de aliento

Cambiar el «no puedo»
por «yo puedo»

En general, se piensa que para obtener los beneficios del deporte hay que ser uno de esos deportistas 24/7, que se apuntan a un bombardeo. Nada más lejos de la realidad. No vamos a negar que para fijar un hábito necesitamos repetir una acción durante unos días (en principio, unos veintiuno), pero eso no significa que nos machaquemos hasta desfallecer. El deporte no es una tortura, porque la disciplina queda dosificada y eres tú quien decide hasta qué punto puedes y quieres esforzarte.

Las claves para ser disciplinado están relacionadas con el compromiso personal. Y todo lo que se asocia al compromiso se apoya en un conjunto de herramientas: ponernos metas pequeñas que sumadas nos lleven a una más grande, ir a por ellas con una intensidad de menos a más y tratarnos bien para que el camino resulte fácil, que para lo difícil ya tenemos la vida y sus cosas.

Visualiza, siente y cambia, siendo consciente de que el esfuerzo será mayor al principio y de que los cambios te supondrán pequeños sacrificios. Con el paso del tiempo, las rutinas serán más sostenibles y ejecutables, y para superar algún bache te servirá no perder de vista cómo eras antes de comenzar a hacer deporte. Esa consciencia te evitará el sufrimiento temporal de cada fase más sacrificada. En definitiva, comprométete con lo que hagas y con cómo lo vas a hacer.

Actitud y disciplina sin descanso.

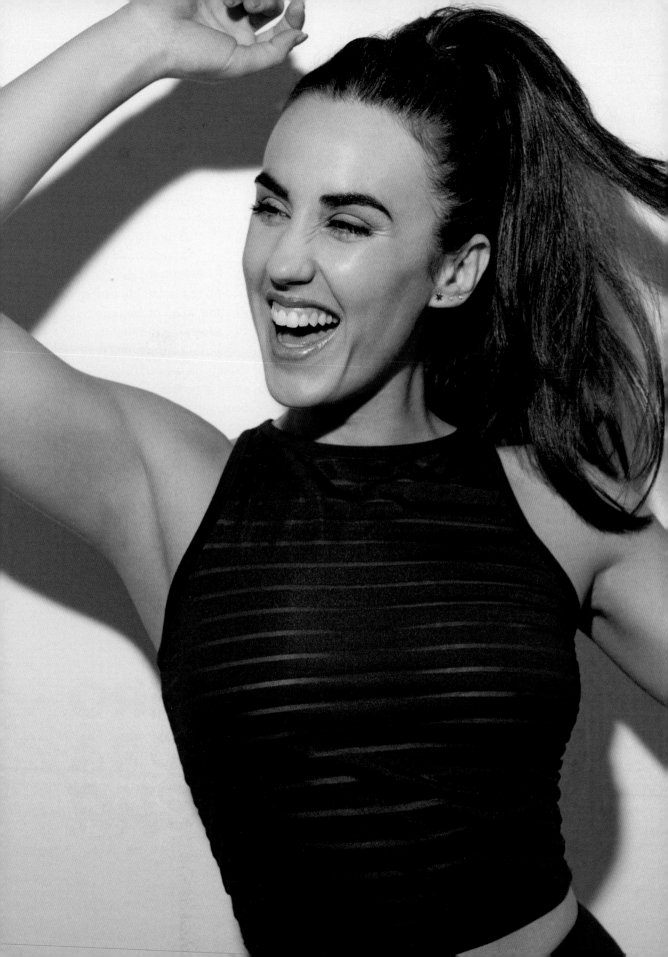

NO SIEMPRE SERÁ FÁCIL...

A primera vista, la teoría parece fácil —¡y quizá lo es!—. Pero puede que no siempre mantengas la misma motivación y ganas, y no te sientas tan comprometido con tu objetivo. Por eso, vas a tener que colaborar con no tan grandes dosis de buena actitud y de disciplina como podrías haber pensado. Es mejor que te comprometas con lo que puedas asumir. **A pequeñas dosis, todo entra mejor y sienta mejor**, sin prisas ni expectativas que boicoteen nuestro estado de ánimo.

El estado de ánimo afecta a lo que somos, lo que hacemos y lo que se mueve dentro y fuera de nosotros. Pienso que en cada situación aplicamos un protocolo de respuesta, porque el cuerpo con sus hábitos actúa de forma repetitiva. Si nos enfadamos, si sentimos miedo o ansiedad, algunos gritamos y otros necesitamos nuestro espacio. Cada persona tiene una manera de funcionar y por eso es importante que respetes la tuya, que sitúes cada circunstancia en un momento determinado, para así poder identificar qué te está pasando, cómo reaccionas a ello y qué ha desencadenado la situación y el cambio de tu estado de ánimo. Una vez identificado, trabájalo para que cuando te encuentres de nuevo ante un estímulo que pueda afectar a tu estado de ánimo, reacciones y actives todas las herramientas para transformarlo en motivación.

Eso funciona muy bien cuando tenemos algún complejillo o la autoestima fluctúa y nos hace vulnerables a críticas (y a la autocrítica, porque podemos ser enemigos terribles de nosotros mismos a veces).

A todas aquellas personas que dudan y se sienten débiles o incapaces de perseguir su sueño, me gusta deciros que muchas sensaciones —cansancio, depresión, inseguridad— tienen su origen en la cabeza. Con eso quiero decir que **un problema no existe si no pienso en que tengo un problema.**

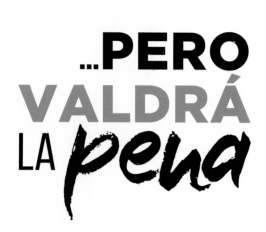

...PERO VALDRÁ LA pena

NO TENGAS UN SUEÑO, TEN UN PLAN

Ahora que hemos identificado qué hábitos nos gustaría incorporar y cuáles son aquellos que queremos cambiar, vamos a ver cómo trazar un plan general de acción.

NO ERES LO QUE LOGRAS, ERES LO QUE SUPERAS

No por mucho quererlo, si no te organizas y te planificas, vas a conseguir lo que te propones. No basta desearlo, lo siento, nadie lo va a hacer por ti ni te llegará solo. Tienes que sentarte y dedicar un tiempo a pensar cómo vas a lograrlo, de qué manera organizarás tu tiempo.

Muchas personas fallan en su propósito, justamente, porque lo hacen sin tener un plan. Hay que buscar un objetivo claro y definido para conseguir lo que te has propuesto. No puedes levantarte por la mañana y decir «hoy empiezo» si no has preparado lo que vas a comer, cómo vas a organizarte el trabajo para ser más eficaz, o cuándo y qué tipo de ejercicio harás.

Póntelo fácil. Si quieres que funcione, busca la manera más eficiente para llevar tu plan a cabo. Por ejemplo, si tienes poco tiempo, no pretendas ir al gimnasio que te queda a media hora de tu casa, solo porque es más *cool* o porque alguien que conoces va allí. Tienes muchas otras alternativas. Evidentemente, si tienes un gimnasio que está justo debajo de casa y te da facilidades, perfecto, puedes utilizar esta opción. Pero también puedes hacer ejercicio en casa, al aire libre, etc. Hay muchísima gente que ya está entrenando en su casa. A veces no necesitas gran cosa para hacerlo, no te pongas más limitaciones de las que realmente existen.

Quererlo todo, sin que nos valga nada más, no nos deja disfrutar del proceso, ni mucho menos avanzar a un ritmo lógico. No olvidemos que **las cosas más importantes de la vida se consiguen con organización y con paciencia**; aquello que suele ser importante se consigue con repetidas acciones en un tiempo determinado, y no de un día para otro. Quererlo todo es poco realista, de ahí la importancia de saber disfrutar de cada pequeño logro y del proceso.

¿TÚ SABES LO QUE QUIERES?

Esta es la cuestión. Si no tienes claro dónde quieres ir puedes perderte por el camino o simplemente quedarte donde estás porque crees que el esfuerzo no merece la pena. Por eso es importante indagar en uno mismo, saber qué es lo que queremos y por qué lo queremos.

PASOS A SEGUIR

CONCRETA > PLANIFICA > TOMA ACCIÓN

¿CUÁL ES TU OBJETIVO? Intenta que sea claro y concreto, y no te olvides que tiene que ser ejecutable y realista. No te propongas muchas cosas que no puedes llevar a cabo. Concreta tu objetivo lo máximo posible. Por ejemplo: quiero perder cuatro kilos en un mes y medio.

¿CÓMO LO VAS A CONSEGUIR? Define cómo, cuándo y qué necesitas para lograr tu objetivo. Sé consciente de las cosas que tendrás que cambiar o sacrificar para lograrlo. Planifica siempre de menos a más, para empezar paso a paso. Especifica muy bien todas tus metas y submetas, y planéalo todo al detalle.

¿CUÁL ES TU MOTIVACIÓN? Recuerda por qué es tan importante para ti conseguir ese objetivo e imprégnate de esa sensación en los momentos en los que flaquees. Estate conectado con tu objetivo para que sea mucho más fácil lograrlo.

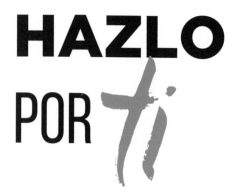

HAZLO POR ti

CADA DÍA RECUÉRDATE
POR QUÉ EMPEZASTE

Una vez que tengas definidos estos puntos, no esperes, empieza ya. No vale la pena aplazarlo. Por ejemplo: si tu objetivo es perder peso y no empiezas porque tienes mil problemas o tus propias limitaciones, no vas a lograr lo que buscas. Si no tomas acción, probablemente en un año, en lugar de mantenerte en tu peso, habrás aumentado dos kilos más. Pero si tú, aunque puedas hacer poco durante la semana o al día, empiezas a hacer algo, podrás conseguir mantener tu peso, probablemente mejorar tu salud, moldear tu cuerpo o incluso estar en mejor forma. Seguramente no verás todos los resultados que te gustaría, pero ya estás un paso más cerca de conseguirlo.

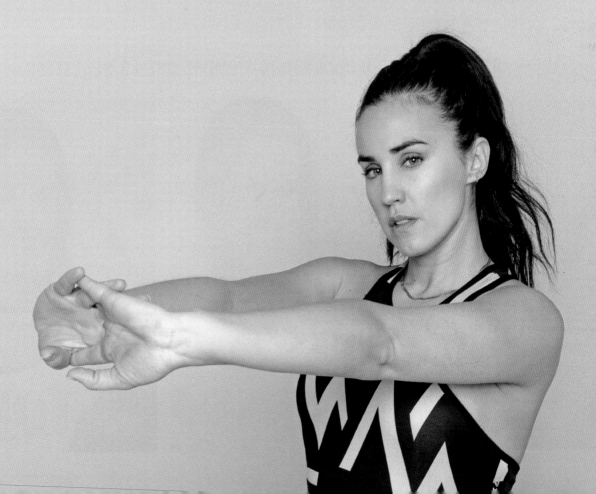

LOS AMIGOS DE LA CONSTANCIA

El primero y más importante es refrescarte la memoria y **focalizarte en tu objetivo**, sobre todo en momentos de flaqueza o desánimo, o cuando te estés culpando de falta de resultados o de haberte saltado alguna parte de tu plan.

Es muy importante que visualices —también puedes ponerlo por escrito y leerlo en ese momento de debilidad— tu motivo principal para haberte embarcado en el deporte. Dos ejemplos son que el próximo año es tu boda y quieres lucir impresionante, y que te has propuesto seguir un estilo de vida saludable.

En tu meta vas a **recuperar la motivación**, la segunda amiga de este grupo de personas que perseveran, y que no tiene nada que ver con la obligación, pero sí que está muy relacionada con la felicidad que vives durante este proceso. Al ver resultados, nos sentimos satisfechos, orgullosos de nuestro esfuerzo y dispuestos a continuar.

Ir paso a paso según una **planificación** también nos proporciona seguridad y nos ayuda a crear el hábito de hacer ejercicio. Sabemos cuál es la siguiente etapa y podemos prepararnos mental y físicamente, y dosificar el esfuerzo para asegurarnos que alcanzaremos nuestras expectativas.

Puedes hacerte amigo de una rutina pausada y ser consciente de que algunos objetivos se cumplen a largo plazo.

REPÍTETE #YOPUEDOCONTODO SIEMPRE QUE LO NECESITES

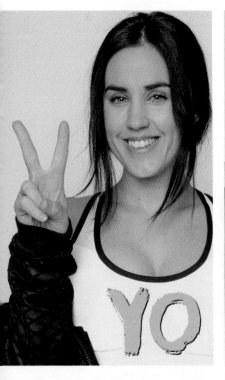
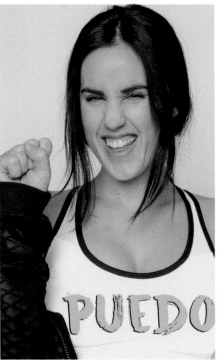
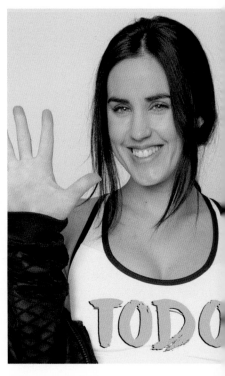

LOS ENEMIGOS DE LA CONSTANCIA

Cuando me preguntan por los enemigos de la motivación, ya que hablo de excusas y de emociones, suelo señalar estos siete:

● DESCONFIANZA. No crees en tus propias posibilidades de conseguir tus propósitos, aun haciendo un programa de ejercicios o practicando deporte no te sientes capaz de lograr pronto tu deseo. Seguramente piensas que esos cuerpos modelados y esas ganas de moverse son patrimonio exclusivo de algunas personas, que por supuesto no se esfuerzan y alcanzan sus metas en dos días. Esta idea no solo es irreal, sino que lo que debe importarte es confiar en ti y dejar que los demás hagan lo propio.

● PROCRASTINAR. El «mañana empiezo» o «ya lo haré» choca de bruces con el «lo quiero ya». Cuanto más postergamos, más razones encontramos para creernos que no podemos o que no lo necesitamos. Mejor ponerse a ello e ir construyendo poco a poco.

● EXIGENCIA. No pasa nada si fallas un día. En realidad, no pasa nada si no eres el mejor, ni si algunas disciplinas no se te dan bien. Incluso si te cuesta un poco más conseguir tus objetivos.

● PERFECCIONISMO. Dicho lo anterior, somos humanos, y en la imperfección está la gracia que nos impulsa a mejorar, ¿verdad?

● DESORGANIZACIÓN. Hay un elemento fundamental en un plan, y es que para que se convierta en rutina y funcione, requiere de orden y de compromiso. El desorden es enemigo de la constancia porque te confunde y te devuelve al punto de partida. Y si comenzar es difícil, recomenzar te pide energía extra.

● COMPARACIÓN. Ves a otras personas más delgadas, flexibles y esbeltas, y te comparas con ellas sin valorar lo que tú tienes o lo que tú eres.

En este punto, pienso que hay que distinguir la inspiración de la comparación. Si, por ejemplo, te gusta jugar al fútbol y te fijas en un crack mundial que hace cosas increíbles con los pies, esa fantasía puede ser una motivación, porque esa persona no nació jugando de ese modo. Ha llegado hasta allí a través de un largo proceso en el que han intervenido el aprendizaje, la ilusión, el talento, corregir errores y, sobre todo, miles de horas de práctica.

Puedes tomar ese modelo como una inspiración, como la prueba de que puedes ir más allá de ti mismo, o como una fuente de desmotivación. La pelota está en tu tejado.

Si te comparas con ese crack para ver lo que tú no puedes hacer ahora, es probable que te desanimes y te bloquees.

Como dice el profesor de psicología Jordan B. Peterson: «Compárate con quien eras tú ayer, no con quien es hoy otra persona». Puedes aplicarte este consejo.

Cuando dejes de mirar a tu alrededor y centres el reto en ti mismo, te darás cuenta de que eso te motiva, te compensa y te hace más feliz. Si te mantienes firme en tu propósito, cada día estarás mejor que el anterior. Y eso es un triunfo en sí mismo que te dará motivación para seguir adelante y conseguir grandes cosas.

● **NO PENSAR EN UNO MISMO.** Pensar en uno mismo no es ser egoísta, es necesario para nuestro bienestar. Para que me entiendas mejor: tienes una pareja que no hace deporte y que tampoco lo incluye a corto plazo en sus prioridades. Como tú estás tan comprometido con la relación, antepones estar con él/ella a cualquier otra actividad, ya sea hacer gimnasia o poner en marcha un proyecto personal. ¿Qué haces? ¿Adaptarte? ¿Renunciar a estar mejor contigo mismo?

Como con lo importante en la vida, piensa en ti de manera amable. Perseguir tus prioridades no significa que seas egoísta o que quieras menos a tu pareja. Tu vida es tuya y primero estás tú. Seguro que puedes organizar tu tiempo de una forma lógica para poder disfrutar del deporte y del amor sin exclusiones.

Cuando tu compañero o compañera de aventura deportiva es un amigo o amiga, la motivación de entrada es fantástica. Sin embargo, reconoce también desde el principio si tu interés es personal o si solo haces ejercicio porque estáis juntos en el plan. Lo sabrás porque si él o ella lo deja, no te viene a la cabeza abandonar porque la otra persona ya no te acompañe. Recuerda, la compañía sirve de motivación, pero también puede ser un poco peligrosa, un motivo que te despiste de tu meta.

Necesitar compañía puede revelarse como una excusa más, al fin y al cabo. Las excusas son problemas sin solucionar, cuentas pendientes que tenemos que cambiar, hábitos que podemos modificar y mejorar. Podemos ser personas comprometidas con el trabajo y no encontrar la manera de ser rápidas y eficaces para obtener mejores resultados.

La mejor forma de vencer a la comodidad y a las mentiras piadosas es comprometerte. No con otros, sino contigo. En mi caso, para conseguir gestionar el tiempo, me puse compromisos como trabajar un número determinado de horas al día y marcar límites programando alarmas, por ejemplo.

Algunos de estos enemigos vienen casi *de fábrica*, porque los llevamos incorporados en nuestra personalidad. Sin embargo, eso no significa que no los podamos domar y usar a nuestro favor. En este saco estarían la desconfianza, la exigencia y el perfeccionismo. Los otros dos, relacionados con la pereza y el desorden, son parte también de las circunstancias, de esos cambios y factores externos que nos afectan a la hora de plantearnos hacer deporte.

Tenemos una relación nueva y queremos ver más a esa persona, hemos cambiado de trabajo, o nos han ascendido, o tenemos turnos laborales agotadores, nuestra familia nos absorbe y no dedicamos algo de tiempo a nosotros mismos. ¿Qué pequeño hueco de tu agenda vas a dedicar entonces a tu bienestar y a sentirte como tú deseas? Pues aquel que decidas, porque si crees en tu meta y en lo bien que estarás, estos puntos negativos te van a influir poco.

Más, cuando ya tienes integrado el hábito de hacer ejercicio y has obtenido algunos resultados.

POR QUÉ AHORA SÍ PUEDES

Ya veis que uno de los *músculos* que más influyen en el deporte es el cerebro. Reacciona a los estímulos positivos que le ofrecemos, a los mensajes, al cuidado y, en especial, a la repetición de actividades. El cerebro es amigo de las rutinas beneficiosas, pero necesita un pequeño empujón para entender que le favorecen y para desterrar otras costumbres y creencias que tenemos interiorizadas, como el no poder, no valer o no disfrutar del deporte.

Este funcionamiento mental aprendido puede ser el origen de tu no éxito. Me explico. Te has propuesto perder peso varias veces en los últimos años y has acabado tirando la toalla. Entonces estás convencido de que eso no es para ti, y de que no conseguirás nunca tu objetivo. Bien, es el momento de saber que puedes reeducar tu cerebro a través de tus pensamientos, emociones y acciones.

No sigas haciendo lo que has practicado hasta ahora, porque ya has visto que no ha dado sus frutos. Como dijo el científico Albert Einstein: «Si quieres resultados distintos, no hagas siempre lo mismo». Este pensamiento es una verdad revolucionaria, también en el deporte. Tus problemas pueden ser los mismos, pero las respuestas siempre cambian en función de cómo las afrontas. Y lo más curioso es que tú eres la persona experta en tu problema, y nadie mejor que tú sabe cómo encontrar la solución. A mi me suele funcionar el método ensayo y error. Pruebo, y si no funciona, cambio de estrategia. Y así hasta conseguirlo. Pero lo que está claro es que si haces siempre lo mismo ante un mismo problema, no conseguirás solucionarlo.

Por eso tienes este libro en tus manos. Quiero guiarte con unas pautas sencillas y muy poderosas que te ayuden a marcar la casilla del deporte en tus prioridades. Seremos realistas, pero lo que es innegable es que todo ese tiempo que dediques a tu cuerpo repercutirá en tu felicidad. Moviéndote, le dices a tu cerebro que te cuidas y te quieres, una fórmula estupenda para matar creencias negativas.

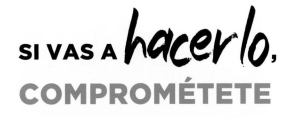

SI VAS A *hacerlo,*
COMPROMÉTETE

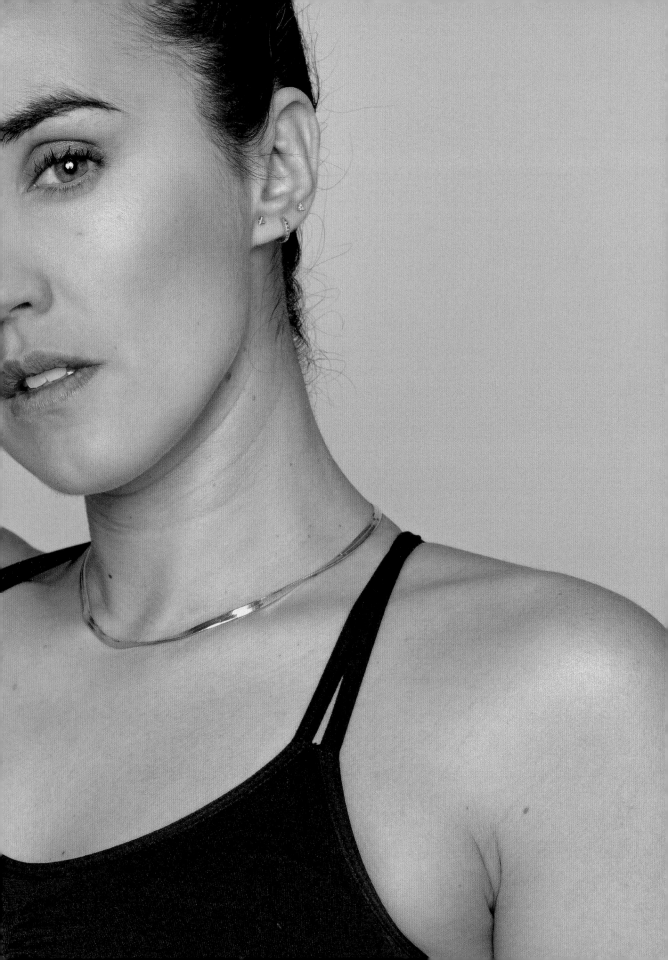

EJERCÍTATE POR DENTRO

En cada una de las semanas, he reservado un apartado para hablar de lo que comes. Al fin y al cabo, en un plan de vida saludable, la alimentación tiene un papel importante.

¿Qué entiendo por *saludable*? **Una palabra clave: calidad**. Alimentos que te aporten todos los nutrientes que el organismo necesita para funcionar y ser feliz, para tener salud. Así, el mayor error es ponerse a dieta, en lugar de aprender a nutrirse de una manera inteligente y consciente. No se trata de comer menos, sino de comer mejor y de una forma llevable durante toda la vida.

Saludable no es sinónimo de *light*, bajo en grasa, sin gluten o bajo en calorías. Saludables son los alimentos no procesados.

Por eso, el primer paso para comer bien es comprar buenos productos, frescos y de calidad: frutas, verduras, hortalizas, cereales integrales, legumbres, frutos secos, semillas, especias y, también, para los omnívoros, huevos, leche, carne y pescados frescos. Cuanto menos procesados, mejor. En tu lista de la compra sobran la bollería, los dulces y los postres industriales, las bebidas azucaradas y los alimentos *light*, sin gluten (a no ser que hablemos de celiaquía, claro) o bajos en calorías.

Con este plan, aprenderás a comer sabiendo qué alimentos te sacian, cuáles te aportan más fibra y cuáles son o no nutritivos. Es un plan que puedes personalizar y que te animará y te motivará si te propones mantener una actitud positiva. **¡TÚ PUEDES CON TODO!**

LA DIETA EMOCIONAL
NO ES UNA DIETA

Junto a la mentalización y a las creencias en positivo, hay un tercer elemento que se dispara según nuestro estado emocional: cómo comemos. Es fundamental compaginar el ejercicio físico con una alimentación saludable, y eso no significa seguir una dieta restrictiva. Es un error pensar que para perder peso tenemos que hacer una dieta y sufrir por ello. Lo que tendremos que hacer es aprender a comer mejor y, sobre todo, a alimentarnos, no para perder peso, sino para mejorar nuestras comidas para siempre.

Para comer bien también funciona la idea de repetir buenas costumbres para que se conviertan en hábito.

Una buena manera es incorporar poco a poco gestos fáciles que puedas seguir durante toda la vida. Te pongo un ejemplo muy común: en lugar de comer del plato compartido en el centro de la mesa, sírvete tu ración en un plato propio e intenta ser consciente. De esta forma, no seguirás atacando el plato para todos. Aunque al principio algunos cambios puedan suponer un sacrificio, con un poco de voluntad lograrás estar en tu peso saludable sin oscilaciones exageradas, arriba o abajo en la báscula.

Es mejor que pienses en la alimentación como una herramienta de buena salud, antes que en una vía para adelgazar o ganar kilos. No te esfuerces, nunca te quedes con hambre. No se trata de si comes antes o después, o a una hora determinada. Más bien fíjate en qué comes según el objetivo que te hayas propuesto, el ejercicio que vayas a hacer o lo que hayas comido el resto del día.

APRENDE A COMER PARA NO HACER DIETA NUNCA MÁS

Así, dentro de un estilo de vida sano, **la alimentación es el otro gran pilar que se suma al ejercicio físico**. La dieta, que puede ser específica para compaginar con algún tipo de entrenamiento de desarrollo de masa muscular, o para perder peso o para ganarlo, es una diana perfecta para el desánimo, el estrés o la ansiedad.

En los momentos en que las emociones nos desconciertan o remueven, muchos de nosotros acudimos a la comida para calmarnos o compensarnos. Nos ponemos excusas amables y luego nos sentimos culpables.

El caso no es que no respetemos nuestro plan. Más bien es que si nos alimentamos mal, podemos intoxicar nuestro cuerpo. Así que es fácil sentirnos tentados por algo que tenemos muy a mano y que, para qué mentir, puede ser sabroso.

Por supuesto, no quiero decir que nos privemos de recetas y alimentos que nos apetecen, sino que los incluyamos en la dieta de forma equilibrada.

Cuando te ataquen los nervios, la ansiedad o cierto vacío o soledad, te recomiendo que te detengas un segundo y...

- Tomes consciencia de cuál es el problema, si es real o lo estás exagerando.
- Intentes identificar por qué te sientes así y qué manera tienes de remediarlo.
- Recuerdes que hay actividades, también deportivas, que te ayudan a descargar la frustración.
- Existen alternativas saludables para picar o comer, porque usan ingredientes naturales y además no harán que eches de menos ni dulces ni salados.

CURIOSIDADES

¿COMES EMOCIONES?

La llamamos *hambre emocional*. Como surgida de la nada, es esa *vocecita* que en una situación de estrés o angustia resuena en nuestro cerebro: «Ha sido un día tremendo»; «Me lo merezco»; «Mañana me pongo las pilas con lo sano»; «Necesito algo rico». ¿La conoces, verdad?

Lo más interesante de ella es que no es hambre, no es una necesidad para reponer la energía del cuerpo. Puedes diferenciar el hambre emocional del hambre física por las siguientes características:

EL COMER EMOCIONAL...
- Aparece de repente.
- Nos hace abusar en cantidad y sentirnos culpables.
- Responde al antojo por alimentos concretos (en especial, carbohidratos).

Para calmar esta *llamada* puedes echar mano de *comfort food* (comida reconfortante) que cuide tu organismo y tu dieta (ve a la página 123 y descubre ideas para picar). En mi canal Gym Virtual te he dejado muchas recetas fáciles, rápidas, con ingredientes limpios y, sobre todo, deliciosas.

Puede ser realmente un problema cuando asociamos e interiorizamos los alimentos *emocionales* (chocolate, galletas, chucherías...) al simple hecho de tener un mal día o sentir una emoción negativa.

Por ejemplo: siempre que discutes con alguien te da por comer chocolate, o siempre que has tenido un mal día te desahogas comiendo algo de bollería.

La recompensa que te das es tan atractiva que tu cerebro siempre va a buscar cualquier excusa para animarte a comer ese alimento que tanto te gusta, porque, como he comentado antes, «te lo mereces» o lo «necesitas».

Y si eso se transforma en un hábito, se te hará difícil distinguir el hambre real del hambre emocional. Por eso, es fundamental cambiarlo cuanto antes, porque aunque no te lo parezca *a priori*, es dañino, igual que fumar. Comer emocionalmente puede perjudicar nuestra salud porque, sin darnos cuenta, estamos potenciando el hecho de comer mal, a deshora, sin control y, lo peor, sin sentirnos satisfechos.

Lo que necesitas es cambiar el hábito que no te hace ningún bien por uno que sí, que te produzca un placer y bienestar similar, y que no vaya relacionado con la comida. Por ejemplo, si has tenido un mal día, te desahogas haciendo un poco de deporte.

Poco a poco, cambiando pequeñas acciones y con estas estrategias, irás distrayendo a tu mente y frenarás el impulso de comer sin control.

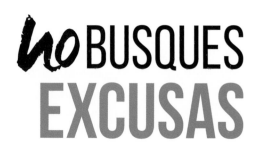

NO BUSQUES EXCUSAS

MIS *tips*

CONSEJOS PARA NO COMER EN EXCESO

1. NO COMAS HASTA SENTIRTE MUY LLENO.

2. EVITA PICOTEAR. SÍRVETE EN TU PLATO Y LIMÍTATE A ESA RACIÓN.

3. LOS ALIMENTOS SÓLIDOS SACIAN MÁS QUE LOS LÍQUIDOS.

4. REPARTE TUS INGESTAS EN CINCO COMIDAS DURANTE EL DÍA Y NO TE SALTES NINGUNA.

5. INGIERE PROTEÍNAS EN CADA COMIDA PARA MANTENER ACTIVO EL METABOLISMO.

6. NO ACUDAS CON HAMBRE A COMPROMISOS O FIESTAS.

7. NO DEJES EN LA MESA LA COMIDA QUE HAS COCINADO DE MÁS.

8. ELIGE POSTRES CASEROS MÁS SALUDABLES O TOMA UNA INFUSIÓN.

9. NO COMAS CUANDO ESTÉS MUY NERVIOSO.

10. CONTROLA LAS CANTIDADES SEGÚN LOS ALIMENTOS.

11. NO TE FUSTIGUES SI ALGÚN DÍA TE DAS UN CAPRICHO.

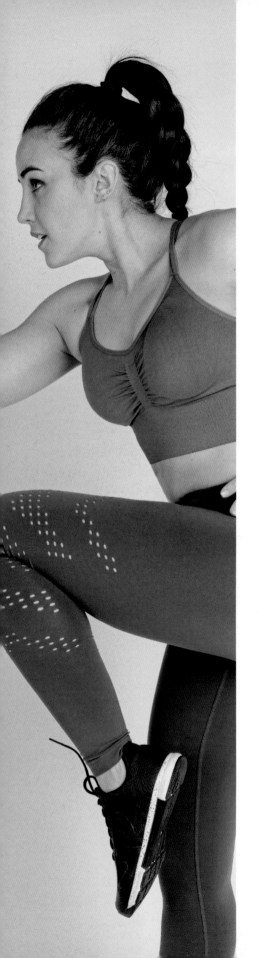

¿CÓMO TE ORGANIZAS?

Ya sabes que en este plan, nuestra máxima es ser realistas con nuestro objetivo y pacientes, y siempre respetuosos con la salud. No quieras conseguir en poco tiempo la pérdida o ganancia de peso. Ahora que empiezas, te aconsejo que tengas paciencia y que busques el apoyo de un profesional para que te ayude no solo a gestionar esos kilos con cabeza, sino a estabilizar el peso para evitar un efecto rebote. Al igual que con el ejercicio, nos marcamos metas semanales.

ANTES DE EMPEZAR, TEN EN CUENTA:

- Deshazte de los enemigos de la dieta: alimentos que no debes tener en casa.
- Haz la compra con el estómago lleno y evitarás tentaciones.
- Nunca te saltes el desayuno, porque pierdes masa muscular y aceleras el efecto rebote.
- No debes pasar hambre. Por eso la dieta debe ser equilibrada y planificada.
- Si tu dieta es a largo plazo, te conviene darte pequeños respiros y comer de vez en cuando algún capricho saludable.
- Pregúntate qué comes ahora, cuándo (con qué frecuencia) y cuánto (las cantidades). Si lo apuntas, en forma de diario, tendrás una imagen muy clara de cómo te alimentas, de cuáles son tus hábitos y de lo que tienes que cambiar. Apunta también los alimentos más habituales y qué antojos tienes según tu estado de ánimo. Sé lo más sincero posible.
- Informa a tus amigos y familiares de que estás empezando el plan, para que te den su apoyo.

LA ORGANIZACIÓN DE LA SEMANA

Si tienes un menú preparado para la semana, te será más fácil no salirte de la guía. Tenlo siempre a mano. Por ejemplo, en tu móvil, en la puerta de la nevera, en la agenda, etc.

Y si cocinar no es lo tuyo, hay recetas muy simples y sencillas que puedes preparar con antelación y tener a mano, en especial para esos momentos en los que te apetece picar algo. En el apartado de la alimentación de la segunda semana te cuento más detalles sobre este tema. Comer bien no implica elaborar platos insípidos y aburridos. Puedes divertirte, salir de tu zona de confort, probar nuevas recetas y conseguir pequeños cambios que marquen la diferencia.

Una buena dieta no solo nutre al cuerpo, sino que mejora nuestro rendimiento deportivo y nuestras relaciones con los demás, porque nos sentimos más alegres y llenos de energía. Los pilares de esta dieta saludable son:

- Que sea sana, equilibrada, variada y suficiente.

- Que incluya un total de cinco raciones diarias de frutas o verduras.

- Que tenga más grasas saludables mono y poliinsaturadas que saturadas (que no eliminamos completamente), como el aceite de oliva, frente a los aceites refinados de girasol, maíz...

- Moderar la sal, que estimula el apetito y crea el hábito de comer más. Además, provoca retención de líquidos.

- Evitar el consumo de alcohol, porque sus calorías vacías se convierten en grasas.

- Saber qué comer antes y después de los entrenos (te lo explico en el apartado de la alimentación de la tercera semana).

- Incluir alimentos ricos en fibra para mejorar el tránsito intestinal: frutas, verduras, legumbres, frutos secos, pasta o arroz (mejor integrales).

- Cambiar los hidratos de carbono simples (azúcar refinado, miel, maíz, dulces...) por hidratos de carbono complejos (alcachofas, brócoli, manzana, espinacas...).

- Revisar las etiquetas y descartar alimentos con grasas hidrogenadas o parcialmente hidrogenadas, jarabe de maíz alto en fructosa y GMS (glutamato monosódico, potenciador de sabor).

- Incluir probióticos: kéfir, yogur casero, chucrut...

- Masticar muy bien los alimentos para saciarte antes e ir reduciendo las raciones.

- Fijar horarios de comidas y respetarlos para asentar el hábito.

- Dormir bien, las horas necesarias y en la oscuridad.

TU LISTA DE LA COMPRA

En función de tu menú, sabrás los alimentos e ingredientes que necesitas comprar para la semana.

NEVERA

- Agua. Nutriente fundamental. Unos dos litros de agua al día.

- Verduras frescas variadas: alcachofas, espárragos, apio, espinacas, acelgas, berros, coliflor, brócoli, cebollas, champiñones, pimientos, tomates, zanahorias, apio, calabacín, berenjenas, escarola, endibias...

- Frutas frescas variadas (según temporada): cerezas, limón, granada, frambuesas, arándanos, pomelo, fresas, mandarinas, manzana, kiwis, naranjas, uvas, peras, papaya...

- Productos lácteos. Leche semidesnatada o leche vegetal, yogures desnatados. Queso bajo en grasa.

- Proteínas magras como pollo, pavo, pescado fresco; vegetales como soja, tofu, seitán, etc. También jamón de pavo y jamón cocido.

- Huevos y claras de huevo.

CONGELADOR

- Verduras troceadas: pimientos rojos, calabacín, berenjenas, judías verdes...

- Proteínas: carne y pescado, seitán o tofu. Divídelas en porciones individuales.

DESPENSA

- Proteína en polvo (para tus *snacks*, desayunos o pre y posentrenos).

- Aceite de oliva virgen o aguacate, aceitunas.

- Frutos secos (almendras, nueces, anacardos, pistachos, avellanas, piñones...).

- Legumbres (por orden de preferencia): soja, habas, lentejas (variedad que prefieras), alubias negras, alubias blancas, garbanzos (variedad que prefieras), guisantes... Secas, cocidas o congeladas.

- Barritas nutritivas.

- Pan (integral, de centeno, kamut, espelta, de molde integral...).

- Encurtidos.

- Té (verde, rojo, matcha...) e infusiones.

- Semillas (chía, lino, calabaza, girasol, sésamo, fenogreco, cáñamo...).

- Cereales integrales (arroz, pasta, trigo sarraceno, mijo...).

- Avena en copos.

- Quinoa.

- Alguna lata o bote de verduras o proteína: alcachofas, guisantes, espárragos, atún, sardinillas, anchoas...

- Especias (pimentón, orégano, laurel, tomillo, cúrcuma, pimienta, romero, albahaca, jengibre, canela, cilantro, cayena, mostaza...).

- Harinas (de quinoa, centeno, trigo, salvados...).

- Salsas y aliños (vinagre de vino, de manzana), salsa de soja, tahini.

- Chocolate negro puro (con un mínimo del 70 por ciento de cacao).

EN LA MESA

EL PLATO IDEAL:

¼ DE PROTEÍNAS, ¼ DE CARBOHIDRATOS, MITAD DE VERDURAS

Una vez que tengas claras estas pautas y definido el menú semanal, ¿cómo repartes los alimentos y qué cantidades te reportan los nutrientes? La respuesta, según los nutricionistas, está en el llamado *plato Harvard*, que se compone de **medio plato de verduras, un cuarto de carbohidratos y otro cuarto de proteínas**.

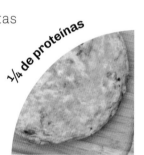
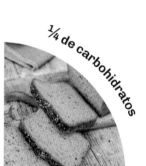
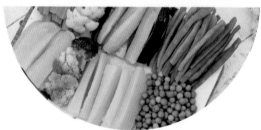

¼ de proteínas

¼ de carbohidratos

mitad de verduras

Un ejemplo sería la combinación de verduras y hortalizas (lechuga, remolacha, pimiento rojo, maíz y tomate), la base, con una ración proteica de hummus de lentejas rojas, remolacha y quinoa, y algún cereal. Todo aliñado con grasas de calidad, como aceite de oliva virgen extra y semillas (como las de calabaza y chía).

No nos hará falta estar contando proporciones de hidratos de carbono, proteínas o grasas, porque es un plato muy visual y te ayuda a elaborar tus recetas por colores y con unas divisiones muy fáciles y sencillas. Que en la mitad de tu plato predomine el verde, que un cuarto sea del color marrón amarillo del cereal, y el otro cuarto déjalo a las proteínas.

En esta propuesta nutricional también es importante beber agua, no consumir bebidas azucaradas y limitar la leche y los lácteos a una o dos raciones diarias.

ALGUNAS OBSERVACIONES SOBRE LOS NUTRIENTES

● **LOS CEREALES.** Apuesta por los integrales, con al menos un 75 por ciento de harina integral, mejor que consumir refinados, como el arroz o el pan blancos. Los cereales integrales te proporcionan fibra y su germen es rico en vitaminas E y del grupo B y en minerales como fósforo, zinc y magnesio. En este grupo tienes trigo integral, cebada, granos de trigo, avena, quinoa, arroz integral y pasta de trigo integral.

● **LAS PROTEÍNAS.** Son las legumbres y los frutos secos, además de las carnes y los pescados. Eso sí, debes limitar el consumo de carne roja, beicon, carnes procesadas y embutidos.

● **LAS VERDURAS.** Cuanto más verdes, mejor. Y recuerda que las patatas no cuentan como verdura. Son carbohidratos.

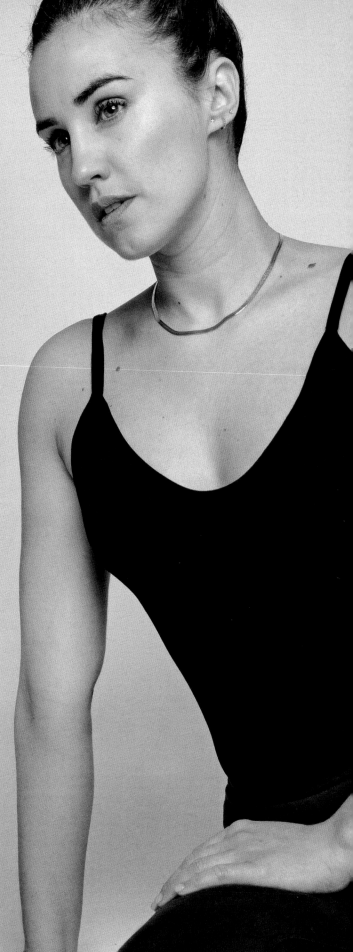

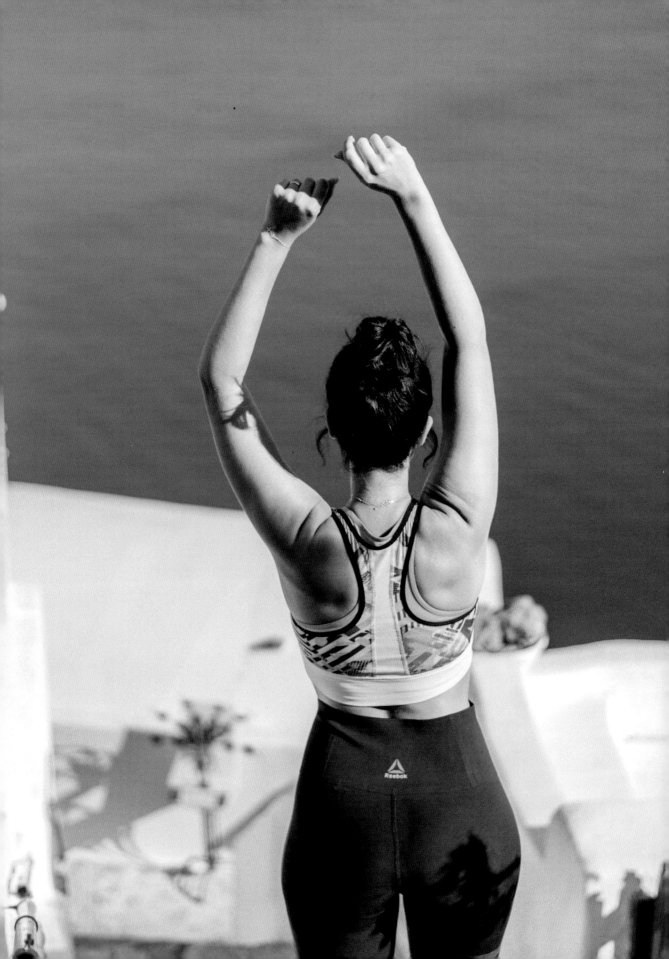

VAMOS A MOVERNOS

¡Enhorabuena! Esto empieza ya y ya no hay marcha atrás, así que conciénciate y ponte la ropa de deporte, que arrancamos.

En la primera semana has indagado en la parte emocional, has visto el poder que tiene el pequeño paso, las pequeñas acciones, has visto cómo vencer las excusas y has tocado el tema de cómo aprender a comer y la alimentación emocional. Ahora vamos a ver cómo podemos entrenar nuestro cuerpo para encontrar un perfecto balance con la alimentación y con los hábitos saludables adquiridos.

Está bien tener objetivos ambiciosos, pero en el tema del deporte es importante no querer abarcar mucho, ir poco a poco y sin prisa y de forma progresiva, sobre todo para evitar lesiones y no desmotivarnos a la primera de cambio.

Por eso, antes de empezar, te recomiendo que hagas una introspección, escuches tu cuerpo y veas cómo te sientes a nivel físico. A veces, pensamos que nos encontramos físicamente de una manera (mejor o peor) y no es así. Puede ser que pensemos que estamos más en forma de lo que realmente estamos, y que a la hora de hacerlo nos frustremos, o que esperemos más de nosotros y nos frustremos al ver que no podemos. O bien, a veces, puede ser que estemos mejor de lo que nos pensamos, y conocer el punto del cual partimos nos puede ayudar a dar el máximo.

Para llevar un control de tus cambios te recomiendo tomarte fotos y medidas, y también puedes pesarte. Pero ojo, no lo bases todo en los números que te marque la báscula, porque la pérdida de peso no siempre se mide así. Al ganar masa muscular con los ejercicios de tonificación, puede que la pérdida de grasa no se refleje en los números y sí en las medidas y en las fotos. ¡Así que no te quedes con solo una opción! Lo verás rápido en cuanto veas que la ropa cada vez te sienta mejor, cuando alguien te dice que te ves genial, etc.

PLANTEAMIENTO

SEMANA 1

En estas dos primeras semanas te propongo dos rutinas de ejercicio compuestas por 16 ejercicios cada una. Mi recomendación es hacer las rutinas dejando dos días de descanso entre ambas, haciendo un HIIT el tercer día. Por ejemplo: lunes, rutina 1; jueves, rutina 2, y sábado, rutina HIIT.
Si quieres entrenar un día más, simplemente realiza la segunda rutina el miércoles, por ejemplo, y repite la primera el viernes. De manera que entrenarías lunes, miércoles, viernes y sábado HIIT.

En esta primera semana trabajaremos movimientos simples. Empezamos de forma progresiva, y para ello trabajaremos equilibrio, movilidad y fuerza general de todo el cuerpo. A la hora de ejecutar los ejercicios, es importante controlar bien los movimientos.

Te recomiendo que hagas dos días de cardio moderado, después de la rutina, o bien en los días que no hagas el entrenamiento de fuerza. Pueden ser unos 30 minutos de cardio moderado: caminar, ir en bici, elíptica, nadar, etc., o bien alguna rutina de cardio moderado del canal de Gym Virtual.

Cada ejercicio lo haremos durante unos segundos determinados:

● Estiramientos y calentamiento: 30 segundos por ejercicio.

● Rutina 1 y 2: 20 segundos por ejercicio.

● HIIT: 20 segundos por ejercicio.

Cada rutina se debería repetir unas tres veces para mayor efectividad. De esta forma, entrenarás 16 minutos en cada entrenamiento.
Si lo necesitas, puedes descansar unos 15 segundos entre ejercicio y ejercicio.

Puedes repetir la rutina por ejercicio, es decir, al finalizar un ejercicio, repetirlo ya las tres veces seguidas (sabiendo que, si lo necesitas, puedes descansar 15 segundos) o bien repetirlo por bloques, es decir, realizar todos los ejercicios, descansar unos 30 segundos y volver a repetir todos los ejercicios. Así, tres veces. Yo te recomiendo que al principio lo repitas por bloques, pero si quieres notar más el entrenamiento localizado, lo puedes hacer por ejercicio.

ORGANIZACIÓN SEMANA 1

Aquí tienes el cuadro visual de cómo planificar tu semana de ejercicio:

LUNES		MARTES	MIÉRCOLES	JUEVES		VIERNES	SÁBADO		DOMINGO
CALENTAMIENTO	8'			CALENTAMIENTO	8'		CALENTAMIENTO	8'	
RUTINA 1 (x3)	16'			RUTINA 2 (x3)	16'	ENTRENO EXTRA	RUTINA HIIT	5'	
CARDIO (OPCIONAL)	30'			CARDIO	30'	OPCIONAL (RUTINA 1)	ESTIRAMIENTOS	8'	
ESTIRAMIENTOS	8'			ESTIRAMIENTOS	8'				

La idea es no estar más de dos días sin hacer ejercicio. Si ves que algún día no puedes cumplir con el entrenamiento, haz que tu día sea más activo y haz la rutina de HIIT, que no te llevará más de 5 minutos.

RUTINA
CALENTAMIENTO

TODO ES MUY DIFÍCIL ANTES DE SER FÁCIL

RUTINA DE CALENTAMIENTO

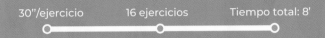

30"/ejercicio   16 ejercicios   Tiempo total: 8'

Esta rutina es tu rutina de calentamiento comodín para realizar antes de todas las sesiones de entrenamiento. Son 16 ejercicios, y puedes realizar cada uno durante 20 o 30 segundos, descansando entre ejercicio y ejercicio unos 15 segundos, si lo necesitas, o si no, haciéndolos todos de una vez.

De esta forma, estarás haciendo 8 minutos de calentamiento. Si no quieres hacer esta rutina, puedes calentar de otras formas. Intenta siempre que dure unos 8-10 minutos.

- Hacer bicicleta estática, elíptica o cinta, a intensidad moderada.
- Hacer cualquier otra rutina de calentamiento del canal Gym Virtual.

Es importante calentar antes de cada rutina para preparar el cuerpo para el ejercicio físico y así evitar lesiones.

RUTINA
CALENTAMIENTO

PATADA EN EQUILIBRIO

Estira y flexiona la pierna acompañando el movimiento con los brazos.

ROTACIÓN DE CADERA

Haz círculos con la pierna.

ARCO FLECHA

Estira los brazos hacia delante y hacia atrás en posición de zancada.

TOCO ABAJO Y ARRIBA

Toca tres veces abajo y estírate hacia arriba, poniéndote de puntillas.

GIRO Y TOCO ABAJO

De pie, gira el tronco hacia un lado y hacia abajo.

ALARGO Y TOCO ABAJO

Inclina el tronco hacia un lado, vuelve al centro y haz lo mismo hacia el otro lado.

GLOBET SQUAT CON GIRO

Gira el cuerpo hacia un lado, estirando el brazo hacia arriba, y dibuja un círculo.

RECOJO ABAJO Y HACIA FUERA

Baja en sentadilla profunda con movimiento de brazos.

ZANCADA ABAJO Y SUBO BRAZO

Baja hasta tocar el suelo con las manos, gira el tronco hacia un lado y estira el brazo de ese mismo lado.

PLANCHA CON GIRO

Gira el cuerpo hacia un lado y hacia el otro estirando el brazo.

RODILLA + ZANCADA

Sube una rodilla hacia el pecho y haz una zancada.

TOCO ABAJO ROTANDO

Inclina el tronco superior hacia abajo, con los brazos estirados, dibujando un círculo.

TOCO DELANTE Y AL LADO

Con una pierna flexionada y la otra estirada, lleva el peso del cuerpo primero hacia atrás y después hacia un lado.

ZANCADAS LATERALES

Abre las piernas y desplaza el peso del cuerpo hacia un lado y hacia el otro.

EQUILIBRIO

Sube una pierna e inclina el tronco superior hacia delante.

SUBO PIERNA CON BRAZOS

Sube una rodilla hacia el pecho. Después, abre las piernas y sube y baja los brazos.

EXPLICACIÓN
EJERCICIOS

CALENTAMIENTO

Es importante calentar bien antes del entrenamiento.

BENEFICIOS DEL CALENTAMIENTO:

- Aumenta el flujo de sangre, aumenta la temperatura corporal y prepara el cuerpo para realizar el ejercicio físico.
- Aumenta progresivamente el ritmo cardíaco y de la actividad pulmonar.
- Ayuda a prevenir lesiones.
- Incrementa la elasticidad muscular y el rango de movimiento articular.

De aquí la importante de tomarse unos minutos antes de entrenar para preparar el cuerpo. ¡Así que no te olvides!

A continuación, te dejo el paso a paso para ejecutar correctamente los 16 ejercicios de la rutina de calentamiento. Verás las zonas que trabajamos, la secuencia de movimientos a realizar y detalles a tener en cuenta para hacerla correctamente.

PATADA EN EQUILIBRIO

TRABAJAMOS: CUÁDRICEPS, *CORE* Y MOVILIDAD DE CADERA

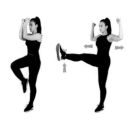

- De pie, con los pies juntos, sube una pierna en ángulo de 90°.
- Con la rodilla fija, estira y flexiona la pierna acompañando el movimiento con los brazos. Mantente así durante todo el tiempo de trabajo.

A TENER EN CUENTA:

- Mantener siempre la espalda recta, evitando redondear la columna.

ROTACIÓN DE CADERA

TRABAJAMOS: CUÁDRICEPS Y MOVILIDAD DE CADERA

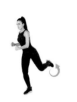

- De pie, levanta una de las piernas, flexiónala un poco y haz círculos durante todo el tiempo de trabajo.

A TENER EN CUENTA:

- Mantener el equilibrio evitando que la rodilla del pie de apoyo se vaya hacia dentro.
- Evitar que la columna se flexione.

ARCO FLECHA

TRABAJAMOS: CUÁDRICEPS, GLÚTEOS, BRAZOS Y MOVILIDAD DE HOMBROS

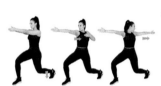

- Da un paso hacia delante y baja en zancada, flexionando las piernas en ángulo de 90°.
- Aguantando en esta posición, estira los brazos hacia delante, en paralelo, y, después, lleva solo uno de ellos hacia atrás en dos tiempos (como si estuvieras lanzando una flecha) de manera que queden en perpendicular.

A TENER EN CUENTA:

- Mantener la espalda recta.
- Evitar que la rodilla se vaya hacia dentro en la zancada.
- Mantener el abdomen contraído.

TOCO ABAJO Y ARRIBA

TRABAJAMOS: ISQUIOTIBIALES, GLÚTEOS, GEMELOS, MOVILIDAD DE HOMBROS Y MOVILIDAD DE CADERA

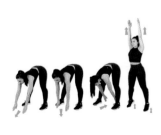

- Abre las piernas un poco más allá de la altura de los hombros e inclina el cuerpo hacia delante, de manera que las manos toquen el suelo.
- Da tres toques, uno más adelante, otro en medio y el último hacia atrás, y luego sube arriba, con los brazos estirados y los talones hacia arriba.

A TENER EN CUENTA:

- Evitar que la columna se redondee al dar los tres toques hacia abajo.

GIRO Y TOCO ABAJO
TRABAJAMOS: MOVILIDAD DE CADERA, *CORE*, HOMBROS E ISQUIOTIBIALES

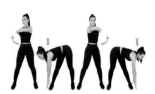

- De pie, gira el tronco superior hacia un lado, y después inclina el cuerpo hacia abajo. Haz lo mismo hacia el otro lado.

A TENER EN CUENTA:

- Evitar que la columna se redondee al bajar.

ALARGO Y TOCO ABAJO
TRABAJAMOS: MOVILIDAD DE HOMBROS, MOVILIDAD DE CADERA, *CORE* E ISQUIOTIBIALES

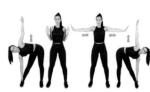

- De pie con las piernas abiertas, estira los brazos hacia fuera hasta que se queden en perpendicular y, aguantándolos en esta posición, inclina el tronco superior hacia un lado.
- Vuelve al centro recogiendo los brazos, y haz lo mismo de nuevo hacia el otro lado.

A TENER EN CUENTA:

- Evitar que la columna se redondee al bajar.
- Mantener la espalda neutra.

GLOBET SQUAT CON GIRO
TRABAJAMOS: GLÚTEOS, PIERNAS, *CORE*, MOVILIDAD DE CADERA, HOMBROS Y ESPALDA ALTA

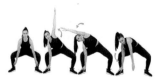

- Haz una sentadilla profunda (piernas separadas y flexionadas y glúteos casi tocando al suelo, pero manteniendo la espalda recta).
- Aguantando en esta posición, gira el cuerpo hacia un lado, estirando el brazo hacia arriba, y dibuja un círculo hasta volver a la posición inicial. Realiza lo mismo hacia el otro lado.

A TENER EN CUENTA:

- Evitar que la rodilla se vaya hacia dentro en la zancada.
- Mantener el abdomen contraído.

RECOJO ABAJO Y HACIA FUERA
TRABAJAMOS: CUÁDRICEPS, GLÚTEOS, MOVILIDAD DE HOMBRO Y *CORE*

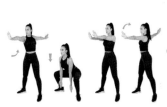

- Baja en sentadilla profunda, con la punta de los pies mirando hacia fuera, la espalda recta y los brazos estirados hacia abajo.
- Al subir, haz un movimiento de brazos como si recogieras algo del suelo, y gira el tronco hacia un lado. Después, vuelve a bajar y a hacer lo mismo hacia el otro lado.

A TENER EN CUENTA:

- Evitar que las rodillas se vayan hacia dentro.

ZANCADA ABAJO Y SUBO BRAZO
TRABAJAMOS: *CORE*, MOVILIDAD DE CADERA, CUÁDRICEPS, HOMBROS Y ESPALDA ALTA

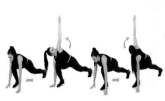

- De pie, baja al suelo tocando con las manos el suelo y da un paso con una pierna hacia atrás.
- Después, aguantando en esta posición, gira el tronco hacia un lado y estira el brazo de ese mismo lado. De nuevo, vuelve de pie y haz el mismo proceso con la otra pierna y hacia el otro lado.

A TENER EN CUENTA:

- Mantener siempre la columna neutra, que no caiga la cadera al suelo en posición de plancha.

PLANCHA CON GIRO
TRABAJAMOS: *CORE* Y HOMBROS

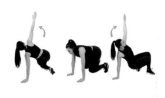

- Colócate en cuadrupedia, pero con el peso hacia atrás.
- En esta posición, gira el cuerpo hacia un lado y hacia el otro estirando el brazo.

A TENER EN CUENTA:

- El brazo que apoyemos en el suelo debe quedar bajo el hombro.
- Evitar que la columna se redondee.

RODILLA + ZANCADA
TRABAJAMOS: CUÁDRICEPS, GLÚTEOS, BRAZOS Y MOVILIDAD DE HOMBROS

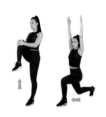

- Sube una rodilla hacia el pecho y, después, da un paso hacia atrás con esa misma pierna, haciendo una zancada.
- Al mismo tiempo que haces la zancada, estira los brazos y súbelos. No te olvides de hacer lo mismo con la otra pierna.

A TENER EN CUENTA:

- Mantener la espalda recta y la rodilla alineadas con el pie y la cadera al hacer la zancada.

TOCO ABAJO ROTANDO
TRABAJAMOS: CUÁDRICEPS, GLÚTEOS, *CORE*, MOVILIDAD DE CADERA Y MOVILIDAD DE HOMBROS

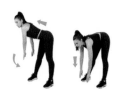

- De pie, inclina el tronco superior hacia abajo, con los brazos estirados.
- Manteniéndote abajo, dibuja un semicírculo hasta llegar a quedarte totalmente de pie de nuevo. Vuelve a dibujar un semicírculo para bajar, pero esta vez hacia el otro lado.

A TENER EN CUENTA:

- Mantener la espalda neutra al hacer el giro hacia abajo.

TOCO DELANTE Y AL LADO
TRABAJAMOS: ISQUIOTIBIALES, GLÚTEOS, CUÁDRICEPS Y MOVILIDAD DE CADERA

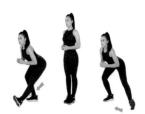

- Con una pierna flexionada y la otra estirada, lleva el peso del cuerpo primero hacia atrás y después hacia un lado.

A TENER EN CUENTA:

- Mantener la espalda neutra al bajar.
- Mantener la rodilla alineada con la punta del pie y la cadera.

ZANCADAS LATERALES
TRABAJAMOS: CUÁDRICEPS, GLÚTEOS, ADUCTORES, *CORE*, MOVILIDAD DE HOMBROS E ISQUIOTIBIALES

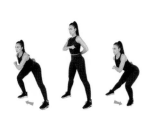

- Abre las piernas y, sin despegar la suela de los pies del suelo, desplaza el peso del cuerpo hacia un lado y hacia el otro, acompañando el movimiento con los brazos.

A TENER EN CUENTA:

- Evitar que al caer la rodilla se vaya hacia dentro; tiene que estar alineada con el pie y con la cadera.
- Controlar siempre que la columna no se flexione.

EQUILIBRIO
TRABAJAMOS: *CORE*, CUÁDRICEPS, ISQUIOTIBIALES Y GLÚTEOS

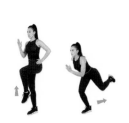

- De pie, sube una pierna y flexiónala en ángulo de 90º. Aguantando el equilibrio, inclina el tronco superior hacia delante, de manera que la pierna que tenías flexionada se irá hacia atrás. De nuevo, vuelve adelante sin tocar el suelo.

A TENER EN CUENTA:

- Mantener el *core* fuerte para no perder el equilibrio.

SUBO PIERNA CON BRAZOS
TRABAJAMOS: MOVILIDAD DE HOMBROS, GLÚTEOS Y CUÁDRICEPS

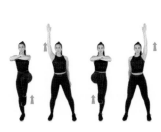

- Sube una de las piernas y lleva la rodilla hacia el pecho.
- Después, abre las piernas y sube y baja los brazos, primero uno y después el otro. Finalmente, lleva la rodilla de la otra pierna a tu pecho.

A TENER EN CUENTA:

- Mantener la espalda recta.
- Contraer el abdomen al subir la pierna.

RUTINA
ESTIRAMIENTOS

SIEMPRE PUEDES SUPERAR TUS LÍMITES

RUTINA DE ESTIRAMIENTOS

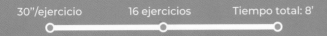

30"/ejercicio   16 ejercicios   Tiempo total: 8'

Esta rutina de estiramientos la puedes hacer siempre que quieras después de todas las rutinas. Son 16 ejercicios, y puedes realizar cada uno durante 20 o 30 segundos. De esta forma, estarás haciendo 6-8 minutos de estiramientos.

Si no quieres hacer esta rutina de estiramientos, puedes hacer otras rutinas que tengo en el canal de Gym Virtual para estirar todo el cuerpo.

Recuerda que es importante estirar bien después de cada rutina para reducir la probabilidad de lesiones, aumentar la flexibilidad de los músculos y reducir la tensión muscular.

RUTINA
ESTIRAMIENTOS

ESTIRAMIENTO DEL CUELLO	ESTIRAMIENTO DE DELTOIDES	ESTIRAMIENTO DE TRÍCEPS	ESTIRAMIENTO DE ISQUIOS
De pie, con la espalda recta, tumba la cabeza hacia un lado y aguántala.	Pasa un brazo por delante del pecho y sujétalo con el otro.	Pasa un brazo por detrás de la cabeza y empújalo hacia abajo con la otra mano apoyada en el codo.	Estira una pierna llevando el peso hacia atrás y estira el brazo para tocar la punta del pie.

ESTIRAMIENTO DE ISQUIOS	ESTIRAMIENTO DE CUÁDRICEPS	ESTIRAMIENTO DE ISQUIOS Y GLÚTEOS	ESTIRAMIENTO DE PSOAS
Inclina el cuerpo hacia delante con la espalda recta, y tócate el pie.	Fija la rodilla y lleva una de las piernas hacia atrás, hasta que el pie toque el glúteo.	Desplaza el peso del cuerpo hacia un lado, flexionando una pierna y estirando la otra.	Da un paso hacia delante y baja el tronco superior hasta que las manos toquen el suelo.

ESTIRAMIENTO DE ADUCTORES	ESTIRAMIENTO DE GLÚTEOS	ESTIRAMIENTO DE GLÚTEOS	ESTIRAMIENTO DE ESPALDA Y GLÚTEOS
Siéntate, dobla las piernas de manera que las plantas de los pies se toquen entre sí y aguanta.	Siéntate con la espalda recta, dobla las piernas y pasa una por encima de la otra.	Estira una de las piernas y pasa la otra por encima. Después, gira el cuerpo hacia el lado contrario.	Túmbate boca abajo con una pierna flexionada y extiende el tronco hacia delante.

ESTIRAMIENTO DE ESPALDA BAJA	ESTIRAMIENTO DE ESPALDA BAJA	ESTIRAMIENTO DE ISQUIOS	ESTIRAMIENTO DE ESPALDA
Túmbate boca arriba y pasa una de las piernas por encima de la otra.	Tumbado boca arriba, sube las piernas hacia el pecho y sujétalas con las manos.	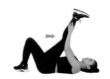 Boca arriba, flexiona una de las piernas y apóyala en el suelo. La otra, estírala y llévala hacia el pecho.	Tumbado boca arriba, flexiona las piernas y llévalas al pecho. Aguanta en esta posición.

EXPLICACIÓN
EJERCICIOS

ESTIRAMIENTOS

Es importante estirar bien después del entrenamiento.

BENEFICIOS DE LOS ESTIRAMIENTOS:

- Aumentan la flexibilidad de los músculos y el rango de movimiento.
- Ayudan a mejorar tu postura corporal.
- Aumentan tus niveles de energía.
- Disminuyen el riesgo de lesiones.
- Mejoran la circulación sanguínea.

Por eso es tan importante no olvidarse de estirar después de la rutina de ejercicio.

A continuación, te dejo el paso a paso para ejecutar correctamente los 16 ejercicios de estiramientos. Verás las zonas que estiramos y la secuencia de movimientos a realizar.

ESTIRAMIENTO DEL CUELLO

ESTIRAMOS: CUELLO Y HOMBROS

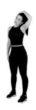

- De pie, con la espalda recta, tumba la cabeza hacia un lado y aguántala en esta posición durante 20 o 30 segundos. No te olvides de realizarlo también hacia el otro lado.

ESTIRAMIENTO DE DELTOIDES

ESTIRAMOS: DELTOIDES Y ARTICULACIÓN DEL HOMBRO

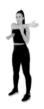

- Pasa un brazo por delante del pecho y sujétalo con el otro.

ESTIRAMIENTO DE TRÍCEPS

ESTIRAMOS: TRÍCEPS

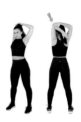

- Pasa un brazo por detrás de la cabeza y empújalo hacia abajo con la mano apoyada en el codo para estirar los tríceps.

ESTIRAMIENTO DE ISQUIOTIBIALES

ESTIRAMOS: ISQUIOTIBIALES Y GEMELOS

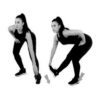

- Estira una pierna, baja el tronco superior hacia delante, tirando la cadera hacia atrás, y estira el brazo para que la mano llegue a tocar la punta del pie.
- Aguanta aquí para sentir el estiramiento de los isquiotibiales durante 20 o 30 segundos.

ESTIRAMIENTO DE ISQUIOTIBIALES

ESTIRAMOS: ISQUIOTIBIALES Y ESPALDA BAJA

- Separa las piernas más allá de la altura de los hombros, inclina el cuerpo hacia delante con la espalda recta, y tócate el pie. Aguanta en esta posición.

ESTIRAMIENTO DE CUÁDRICEPS

ESTIRAMOS: CUÁDRICEPS

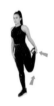

- De pie, fija la rodilla y lleva una de las piernas hacia atrás hasta que el pie toque el glúteo. Aguántalo con la mano para estirar el cuádriceps.

ESTIRAMIENTO DE ISQUIOTIBIALES Y GLÚTEOS

ESTIRAMOS: ISQUIOTIBIALES Y GLÚTEOS

- Desplaza el peso del cuerpo hacia un lado, flexionando una pierna y estirando la otra. Aguanta en esta posición.

ESTIRAMIENTO DE PSOAS

ESTIRAMOS: PSOAS

- Ponte con los pies juntos, da un paso hacia atrás y baja el tronco superior hasta que las manos toquen al suelo. Mantén la espalda recta y aguanta.

ESTIRAMIENTO DE ADUCTORES

ESTIRAMOS: ADUCTORES Y PARTE INTERNA DEL MUSLO

- Siéntate, dobla las piernas de manera que las plantas de los pies se toquen entre sí y aguanta. Notarás el estiramiento de los aductores.

ESTIRAMIENTO DE GLÚTEOS

ESTIRAMOS: GLÚTEOS Y ESPALDA BAJA

- Siéntate con la espalda recta, dobla las piernas y pasa una por encima de la otra. Aguántate con las manos en la parte de atrás y nota el estiramiento. Si quieres notarlo más, inclina el cuerpo hacia delante.

ESTIRAMIENTO DE GLÚTEOS

ESTIRAMOS: GLÚTEOS

- Estira una de las piernas y cruza la otra por encima de la que está estirada. Después, gira el cuerpo hacia el lado contrario a la pierna flexionada y aguanta.

ESTIRAMIENTO DE ESPALDA Y GLÚTEOS

ESTIRAMOS: CUÁDRICEPS

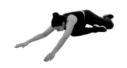

- Túmbate boca abajo con una pierna flexionada, de manera que esté tocando el pecho. La otra, estírala hacia atrás.
- El cuerpo tiene que tumbarse hacia delante también, con los brazos estirados. Aguanta en esta posición para notar el estiramiento de glúteos.

ESTIRAMIENTO DE ESPALDA BAJA

ESTIRAMOS: ESPALDA BAJA Y GLÚTEOS

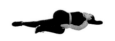

- Túmbate boca arriba, con las piernas estiradas y los brazos en perpendicular. Cruza una de las piernas por encima de la otra, intentando mantener la espalda pegada al suelo, y aguanta.

ESTIRAMIENTO DE ESPALDA BAJA

ESTIRAMOS: ESPALDA BAJA, ISQUIOTIBIALES Y GLÚTEOS

- Boca arriba, sube las piernas al pecho y sujétalas con las manos. Aguanta en esta posición.

ESTIRAMIENTO DE ISQUIOTIBIALES

ESTIRAMOS: ISQUIOTIBIALES

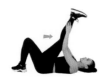

- Boca arriba, flexiona una de las piernas y apóyala en el suelo. La otra, estírala y llévala hacia tu pecho. Manteniéndola totalmente recta, aguántala con las manos.

ESTIRAMIENTO DE ESPALDA

ESTIRAMOS: GLÚTEOS Y ESPALDA BAJA

- Boca arriba, flexiona las piernas y llévalas a tu pecho.
- Aguanta en esta posición 20 o 30 segundos y relájate. Piensa en todo el bien que te ha hecho la rutina de hoy.

RUTINA

HIIT

PASO A PASO EL PROCESO SE COMPLETA

RUTINA HIIT

20"-30"/ejercicio   16 ejercicios   Tiempo total: 5'-8'

Esta rutina HIIT es la última rutina comodín que tienes para utilizar en las tres semanas. Es una rutina de alta intensidad para realizar los sábados o los días que tengas poco tiempo. Son 16 ejercicios, y puedes realizar cada uno durante 20 o 30 segundos. Por ejemplo, cuando hagas el HIIT en la primera semana, puedes hacer cada ejercicio durante 20 segundos, y la segunda y tercera semana, de 25 y 30 segundos, respectivamente. De esta forma, estarás aumentando progresivamente la dificultad.

SEMANA 1: 16 ejercicios x 20 segundos = 5 minutos.

SEMANA 2: 16 ejercicios x 25 segundos = 7 minutos.

SEMANA 3: 16 ejercicios x 30 segundos = 8 minutos.

Las rutinas de HIIT nos ayudan a quemar grasa más rápidamente porque estamos acelerando nuestro metabolismo. También nos ayudan a mejorar el rendimiento aeróbico (con oxígeno) y anaeróbico (con falta de oxígeno).

RUTINA
HIIT

ESQUIADOR + *SKIPPING*

Salta a un lado y al otro y finaliza con *skipping* rápido.

SALTO CUATRO + *SKIPPING*

Salta cuatro veces con los pies juntos y haz *skipping*.

RODILLAS + *SKIPPING*

Sube las rodillas saltando, y acaba el movimiento haciendo *skipping*.

SKIPPING

Haz *skipping* durante todo el tiempo de trabajo.

ABRO Y CIERRO

Abre y cierra las piernas saltando durante todo el tiempo de trabajo.

ABRO Y TOCO ATRÁS

Abre las piernas saltando y lleva una de las piernas hacia atrás, tocándola con el brazo contrario.

SENTADILLA, ABRO Y CIERRO

Abre y cierra las piernas y salta hacia delante haciendo una sentadilla.

TIJERAS, ABRO Y CIERRO

Salta haciendo tijeras y luego salta abriendo y cerrando las piernas.

BURPEES

Baja en plancha, sube de nuevo hasta ponerte de pie y haz un salto.

SALTO A UN LADO Y AL OTRO

Desplázate saltando a un lado y al otro y tocando el suelo con la mano.

SENTADILLA Y GIRO

Gira a un lado, haz una sentadilla y gira hacia el otro.

TWIST

De pie, con los pies juntos, mueve la cadera a un lado y al otro (*twist*).

PLANCHA SALTANDO + SALTO ARRIBA

Baja saltando haciendo una plancha.

LATERAL + TOCO ABAJO

Balancéate a un lado y al otro subiendo una pierna cada vez y, después, toca el suelo.

PLANCHA SALTANDO

Ponte en posición de plancha y salta hacia delante, tocándote los hombros.

RODILLAS ARRIBA

Sube las rodillas saltando, primero una y después la otra.

EXPLICACIÓN
EJERCICIOS

EL HIIT, ENTRENAMIENTO INTERVÁLICO DE ALTA INTENSIDAD

Si hay algún día que no puedes entrenar, puedes seguir una rutina HIIT. Yo te propongo que **al menos** hagas **una a la semana**, pero si algún día no tienes tiempo, puedes recurrir a ella. Simplemente se trata de realizar los ejercicios de alta intensidad de manera consciente y con ganas, y repetirlos unas tres veces. Cada ejercicio tiene que durar unos 25-30 segundos.

¿PARA QUÉ SIRVEN LAS RUTINAS DE HIIT?

Las rutinas de HIIT son rutinas rápidas de entrenamiento de alta intensidad que nos ayudan a mejorar la resistencia y a quemar más calorías y grasa. Consisten en realizar ejercicios de alta intensidad con ciclos cortos de recuperación. Así, el entrenamiento se vuelve efectivo.

Piensa que adquirir el hábito del ejercicio físico es una carrera de fondo. Poco a poco, sin prisa pero sin pausa. Recuerda que no estás compitiendo con nadie más que contigo mismo. Hay que desear mejorar, adquirir un estilo de vida activo, ser mejor persona, buscar nuestra mejor versión, pero sin olvidarnos de que con quien estamos luchando es con nosotros mismos.

ESQUIADOR + *SKIPPING*

TRABAJAMOS: *CORE*, GEMELOS Y CUÁDRICEPS

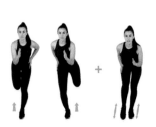

- Salta a un lado y al otro, pasando la pierna contraria al salto por detrás y sin tocar el suelo.
- Después, haz lo mismo hacia el otro lado.
- Finalmente, realiza 3 segundos de *skipping* rápido, levantando lo más rápido que puedas las rodillas, simulando que estás corriendo pero sin moverte del sitio. Realiza estos movimientos con intensidad durante todo el tiempo de trabajo.

A TENER EN CUENTA:

- Evitar que las rodillas vayan hacia dentro

SALTO CUATRO + *SKIPPING*

TRABAJAMOS: *CORE*, GEMELOS Y CUÁDRICEPS

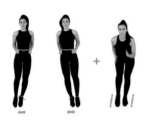

- Salta cuatro veces con los pies juntos (a un lado o adelante y atrás) y, después, mantente 4 segundos más haciendo *skipping* (levantando rápidamente las rodillas lo más rápido que puedas, simulando que estás corriendo pero sin moverte del sitio).
- Da saltos acabando con *skipping* durante todo el tiempo de trabajo.

A TENER EN CUENTA:

- Evitar que las rodillas vayan hacia dentro, sobre todo en los saltos.

RODILLAS + *SKIPPING*

TRABAJAMOS: CUÁDRICEPS, GLÚTEOS Y GEMELOS

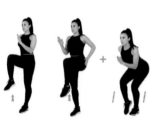

- Sube las rodillas (primero una y después la otra) saltando, y acaba el movimiento haciendo *skipping* durante 4 segundos.

A TENER EN CUENTA:

- Evitar que las rodillas vayan hacia dentro.

SKIPPING

TRABAJAMOS: GEMELOS, GLÚTEOS Y CUÁDRICEPS

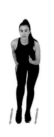

- Haz *skipping* durante todo el tiempo de trabajo (levanta las rodillas lo más rápido que puedas, simulando que estás corriendo pero sin desplazarte).

A TENER EN CUENTA:

- Evitar que las rodillas vayan hacia dentro.

ABRO Y CIERRO
TRABAJAMOS: GLÚTEOS, CUÁDRICEPS Y GEMELOS

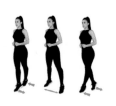

- Abre y cierra las piernas saltando durante todo el tiempo de trabajo. Al cerrar, ve cambiando la pierna que queda delante.

A TENER EN CUENTA:

- Evitar que al caer la rodilla se vaya hacia dentro, tiene que estar alineada con el pie y con la cadera.
- Controlar siempre que la columna no se flexione.

ABRO Y TOCO ATRÁS
TRABAJAMOS: CUÁDRICEPS, GEMELOS, ADUCTORES

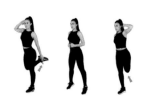

- Abre las piernas saltando y, con un nuevo salto, lleva una de las piernas hacia atrás, tocándola con el brazo contrario.
- De nuevo, abre las piernas y haz otro salto para tocar la otra pierna. Ve realizando estos saltos durante todo el tiempo de trabajo.

A TENER EN CUENTA:

- Mantener la espalda neutra al bajar.
- Mantener la rodilla alineada con la punta del pie y la cadera.

SENTADILLA + ABRO Y CIERRO
TRABAJAMOS: CUÁDRICEPS, GLÚTEOS Y GEMELOS

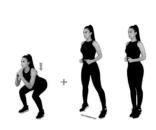

- Salta hacia delante haciendo una sentadilla (manteniendo la espalda recta y los glúteos hacia atrás) y abriendo y cerrando las piernas.
- De nuevo, salta para realizar una nueva sentadilla. Realiza esta secuencia durante todo el tiempo de trabajo.

A TENER EN CUENTA:

- Evitar que las rodillas se vayan hacia dentro al caer en sentadilla.

TIJERAS, ABRO Y CIERRO
TRABAJAMOS: GEMELOS Y CUÁDRICEPS

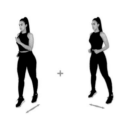

- Salta con una pierna por delante de la otra, y ve cambiándola al desplazarte a un lado y al otro (tijeras).
- Después, sin parar de saltar, abre y cierra las piernas saltando. Ve combinando los saltos tijera con los saltos abro y cierro durante todo el tiempo de trabajo.

A TENER EN CUENTA:

- En los saltos, la rodilla no debe irse hacia dentro.

BURPEES
TRABAJAMOS: GEMELOS, CUÁDRICEPS, GLÚTEOS Y *CORE*

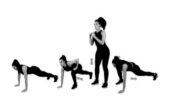

- Empezando de pie, baja el cuerpo hasta apoyar las manos en el suelo y da dos pasos hacia atrás, primero con una pierna y después con la otra, hasta quedarte en plancha.
- Después, da dos pasos hacia delante, deshaciendo lo que has hecho y, al juntar los pies en el centro, da un salto hacia arriba.
- Ve realizando *burpees* durante todo el tiempo de trabajo.

A TENER EN CUENTA:

- Arquear la columna o mirar al frente al ponerte en la posición de pie y manos en el suelo.
  Flexionar la columna o no apoyar los talones al caer a la posición de sentadilla.

SALTO A UN LADO Y AL OTRO
TRABAJAMOS: CUÁDRICEPS, GLÚTEOS Y GEMELOS

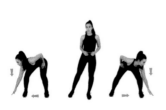

- Desplázate saltando a un lado y al otro y tocando el suelo con la mano durante todo el tiempo de trabajo. Una de las piernas empuja la otra al saltar.

A TENER EN CUENTA:

- Mantener la espalda recta y las rodillas y la punta de los pies mirando hacia fuera.

SENTADILLA Y GIRO
TRABAJAMOS: CUÁDRICEPS, GLÚTEOS Y MOVILIDAD DE CADERA

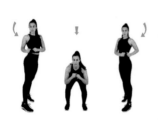

- Separa los pies a la altura de los hombros y baja en sentadilla, manteniendo la espalda recta y los glúteos hacia atrás.
- Después, da un salto girando el cuerpo hacia un lado, vuelve a saltar haciendo la sentadilla y, finalmente, salta otra vez hacia el otro lado, girando el cuerpo. Realiza estos saltos durante todo el tiempo de trabajo.

A TENER EN CUENTA:

- La espalda tiene que estar recta y la musculatura abdominal contraída.

TWIST
TRABAJAMOS: *CORE*

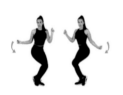

- De pie, con los pies juntos, mueve la cadera a un lado y al otro acompañando el movimiento con los brazos (*twist*) durante todo el tiempo de trabajo.

A TENER EN CUENTA:

- El movimiento debe salir desde la caderas.
- Evitar que las rodillas vayan hacia dentro al caer.

PLANCHA SALTANDO + SALTO ARRIBA
TRABAJAMOS: *CORE*, CUÁDRICEPS Y GLÚTEOS

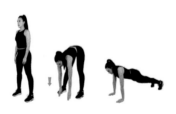

- De pie, inclina el tronco hacia delante hasta que las manos se apoyen en el suelo y, de un salto, colócate en plancha, con la espalda recta.
- De un nuevo salto, vuelve al centro y, cuando ya estés incorporada, salta lo más arriba que puedas. Sigue esta secuencia durante todo el tiempo de trabajo.

A TENER EN CUENTA:

- Al bajar en plancha, mantener la espalda neutra, sin que caiga la cadera.

LATERAL + TOCO ABAJO
TRABAJAMOS: CUÁDRICEPS, GLÚTEOS, GEMELOS E ISQUIOTIBIALES

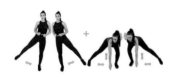

- Balancéate a un lado y al otro subiendo la pierna y, después, toca el suelo, primero con una mano y después con la otra. Sigue así durante todo el tiempo de trabajo.

A TENER EN CUENTA:

- Mantener la espalda recta y las rodillas y la punta de los pies mirando hacia fuera.

PLANCHA SALTANDO
TRABAJAMOS: *CORE*, CUÁDRICEPS Y HOMBROS

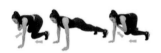

- Colócate en posición de plancha, con los brazos estirados, pero esta vez con las piernas flexionadas, sin que toquen el suelo.
- De un salto, estira y abre las piernas y vuelve a la posición inicial para, después, tocar el hombro, primero con una mano y después con la otra. No muevas el cuerpo a la hora de tocar el hombro. Haz fuerza con los abdominales para no desequilibrarte.

A TENER EN CUENTA:

- Mantener el *core* fuerte para no perder el equilibrio y para mantener el cuerpo lo más estable posible al tocarnos los hombros.

RODILLAS ARRIBA
TRABAJAMOS: CUÁDRICEPS Y GLÚTEOS

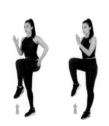

- Sube las rodillas saltando, primero una y después la otra, durante todo el tiempo de trabajo.

A TENER EN CUENTA:

- Evitar que las rodillas vayan hacia dentro.

RUTINA
01

Vamos a por la primera rutina de la semana 1. Te recomiendo que mires el cuadro de los ejercicios en general, y si tienes alguna duda antes de empezar, te mires la continuación, donde tienes toda la explicación de los ejercicios. ¡Vamos!

RUTINA 01

PESO MUERTO, SENTADILLA

Baja inclinando el peso del cuerpo hacia delante, vuelve a subir y, después, baja en sentadilla.

PESO MUERTO, LEVANTO PIERNA

Levanta una pierna hacia delante y deja caer el peso del cuerpo aguantando el equilibrio.

PATADA, FLEXIONO

De pie, mueve la pierna hacia atrás manteniendo fija la rodilla, y luego da una patada trasera.

SENTADILLA, BAJO, CAMINO, PLANCHA

Realiza primero una sentadilla y, sin volver a subir, camina hasta quedarte en una plancha.

ZANCADA, CRUZO, ESTIRO

Realiza una zancada hacia atrás y en diagonal, primero con una pierna y después con la otra.

SENTADILLA CRUZADA

Cruza una pierna por encima de la otra y sube y baja,

ZANCADA 8

Da un paso hacia delante, mantén la espalda recta y, con los brazos en paralelo, dibuja ochos.

TOCO PARTE INTERNA, ZANCADA

Realiza una zancada hacia atrás y en diagonal. Vuelve al centro y realiza la zancada con la otra pierna.

PLANCHA, FLEXIÓN

Pasa de plancha a flexión con rodillas.

MUEVO A UN LADO Y AL OTRO

Siéntate en el suelo con las piernas flexionadas y gira la cintura a un lado y al otro.

MARCHAS EN PLANCHA

Colócate en plancha con las piernas dobladas y da pasos hacia delante y hacia atrás.

AGUANTO PIERNAS ARRIBA

Aguanta en esta posición y aprieta el abdomen.

AGUANTO MOVIMIENTO PIERNAS

Mueve las piernas arriba y abajo, sin que toquen el suelo.

ABRO Y CIERRO PIERNAS

Túmbate en el suelo y abre y cierra las piernas haciendo tijeras sin levantar la espalda.

PARTE INTERNA DEL MUSLO

Túmbate de lado y sube y baja la pierna más cerca del suelo.

PLANCHA LATERAL

Colócate en plancha lateral y sube y baja la pierna que queda más lejos del suelo.

Yo puedo con todo
90

RUTINA 1

20"/ejercicio   16 ejercicios x 3 rondas   Tiempo total: 16'

Esta es la primera rutina de la **semana 1** de ejercicio. Son 16 ejercicios, y puedes realizar cada ejercicio durante 20 segundos. Es importante repetir la rutina tres veces. De esta forma, estarás haciendo 16 minutos de ejercicio físico. Recuerda que, si lo necesitas, puedes descansar 15 segundos entre ejercicio y ejercicio.

Puedes repetir la rutina por ejercicio, es decir, al finalizar un ejercicio, repetirlo ya las tres veces seguidas (sabiendo que, si lo necesitas, puedes descansar 15 segundos) o bien repetirlo por bloques, es decir, realizar todos los ejercicios, descansar unos 30 segundos, y volver a repetir todos los ejercicios. Así, tres veces. Te recomiendo que ahora, en la primera semana, lo repitas por bloques.

EXPLICACIÓN DE LOS EJERCICIOS

PESO MUERTO, SENTADILLA
TRABAJAMOS: ESPALDA BAJA Y MOVILIDAD DE CADERA

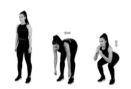

- Colócate de pie con las piernas separadas a la altura de los hombros.
- Baja inclinando el peso del cuerpo hacia delante, vuelve a subir y, después, baja en sentadilla, manteniendo la espalda recta. Realiza esta secuencia durante todo el tiempo de trabajo. Después, haz lo mismo con la otra pierna.

A TENER EN CUENTA:

- Evitar que al caer la rodilla se vaya hacia dentro, tiene que estar alineada con el pie y con la cadera.
- Evitar que la columna se redondee al pasar a la posición de peso muerto.

PESO MUERTO, LEVANTO PIERNA
TRABAJAMOS: GLÚTEO, *CORE* Y MOVILIDAD DE CADERA

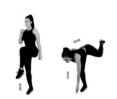

- Colócate de pie, flexiona una pierna en ángulo de 90° y levántala hacia delante.
- Después, deja caer el peso del cuerpo y, aguantando el equilibrio, lleva la pierna flexionada hacia atrás. Ve realizando este movimiento durante todo el tiempo de trabajo.

A TENER EN CUENTA:

- Redondear la columna, debemos mantener siempre la espalda recta.
- El movimiento principal debe salir desde la cadera, no de la rodilla o la columna.

PATADA, FLEXIONO
TRABAJAMOS: ISQUIOTIBIALES, GLÚTEOS Y *CORE*

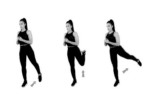

- Colócate de pie y flexiona una pierna en ángulo de 90° hacia atrás, manteniendo la rodilla fija. Después, vuelve a juntarlas sin que esta toque el suelo y, para terminar la secuencia, estira la pierna y llévala hacia atrás, manteniendo la espalda recta y el abdomen contraído.
- Realiza esta secuencia durante todo el tiempo de trabajo.

A TENER EN CUENTA:

- Mantener la espalda neutra al bajar.
- Mantener la rodilla alineada con la punta del pie y la cadera.

SENTADILLA, BAJO, CAMINO, PLANCHA
TRABAJAMOS: GLÚTEOS, CUÁDRICEPS, *CORE* Y HOMBROS

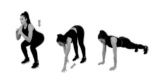

- De pie, realiza primero una sentadilla, manteniendo la espalda recta y contrayendo los glúteos.
- Sin volver a subir, coloca las manos en el suelo y camina con ellas hasta quedarte en una plancha. Recuerda que todo tu cuerpo tiene que quedar alineado. Realiza esta secuencia de movimientos durante todo el tiempo de trabajo.

A TENER EN CUENTA:

- Evitar que al caer la rodilla se vaya hacia dentro; tiene que estar alineada con el pie y con la cadera.
- Controlar siempre que la columna no se flexione.

ZANCADA, CRUZO, ESTIRO
TRABAJAMOS: CUÁDRICEPS, GLÚTEOS Y HOMBROS

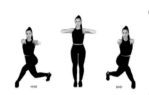

- De pie, realiza una zancada hacia atrás y en diagonal. Vuelve al centro y realiza la zancada con la otra pierna.
- Acompaña el movimiento con los brazos, y asegúrate de mantener la espalda recta al realizar el movimiento. Sigue haciendo zancadas a un lado y al otro durante todo el tiempo de trabajo.

A TENER EN CUENTA:

- Evitar que al caer la rodilla se vaya hacia dentro, tiene que estar alineada con el pie y con la cadera.
- Controlar siempre que la columna no se flexione.

SENTADILLA CRUZADA
TRABAJAMOS: CUÁDRICEPS, GLÚTEOS Y EQUILIBRIO

- Ponte de pie y cruza una pierna por encima de la otra formando un ángulo de 45º, de manera que todo el peso recaiga sobre la misma pierna.
- Aguantando el equilibrio, sube y baja en sentadilla, tirando los glúteos hacia atrás y manteniendo la espalda recta. Realiza este movimiento durante todo el tiempo de trabajo.

A TENER EN CUENTA:

- Evitar que al caer la rodilla se vaya hacia dentro, tiene que estar alineada con el pie y con la cadera.

ZANCADA 8
TRABAJAMOS: HOMBROS, CUÁDRICEPS Y GLÚTEOS

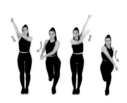

- Colócate en zancada: da un paso hacia delante (no muy largo ni muy corto), mantén la espalda recta y dobla las piernas.
- Aguanta en esta posición y, con los brazos en paralelo, dibuja un 8 durante todo el tiempo de trabajo.

A TENER EN CUENTA:

- Evitar que al caer la rodilla se vaya hacia dentro, tiene que estar alineada con el pie y con la cadera.
- Controlar siempre que la columna no se flexione.

TOCO PARTE INTERNA, ZANCADA
TRABAJAMOS: GLÚTEOS, CUÁDRICEPS Y ADUCTORES

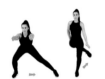

- De pie, toca la parte interna de una de las piernas y, después, desplaza el peso del cuerpo hacia el lado de la pierna que has levantado, haciendo una zancada lateral. Acompaña la zancada con los brazos.
- Realiza esta secuencia durante todo el tiempo de trabajo.

A TENER EN CUENTA:

- Tener los pies lo suficientemente separados para que nos sintamos cómodos al bajar.
- Evitar que la rodilla se vaya hacia dentro, tiene que estar alineada con el pie y la cadera.
- Mantener la espalda siempre recta, que no se redondee la columna.

PLANCHA, FLEXIÓN
TRABAJAMOS: PECHO, HOMBRO Y *CORE*

- Colócate en posición de plancha, con los brazos estirados y la espalda recta.
- Aguanta unos segundos en esta posición y, después, baja las rodillas para hacer una flexión. Si quieres más dificultad, puedes hacer la flexión sin las rodillas apoyadas. Realiza estos movimientos durante todo el tiempo de trabajo.

A TENER EN CUENTA:

- Evitar que la columna se arquee o que la cadera caiga hacia el suelo, para esto no podemos olvidarnos de contraer la musculatura abdominal.

MUEVO A UN LADO Y AL OTRO
TRABAJAMOS: *CORE*

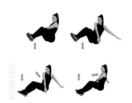

- Siéntate en el suelo con las piernas flexionadas y la espalda totalmente recta.
- Gira tu cintura a un lado y al otro acompañando el movimiento con los brazos, y manteniendo la espalda recta. Si quieres más dificultad, inclina la espalda más hacia atrás, pero asegúrate de que esté recta.

A TENER EN CUENTA:

- Mantener la espalda recta durante todo el ejercicio.

MARCHAS EN PLANCHA
TRABAJAMOS: *CORE*, CUÁDRICEPS Y HOMBROS

- Colócate en posición de plancha, pero con las piernas flexionadas. Las rodillas no tienen que tocar el suelo.
- Aguantando en esta posición y apretando bien el *core*, ve haciendo pasitos con las piernas flexionadas, primero hacia delante y después hacia atrás, durante todo el tiempo de trabajo.

A TENER EN CUENTA:

- Mantener el equilibrio en todo el ejercicio.

AGUANTO PIERNAS ARRIBA
TRABAJAMOS: *CORE* Y CUÁDRICEPS

- Siéntate en el suelo con las piernas estiradas sin que toquen el suelo y apóyate con los brazos y la espalda.
- Aprieta fuerte el abdomen y aguanta en esta posición durante todo el tiempo de trabajo. Si quieres más dificultad, apoya la espalda entera en el suelo.

A TENER EN CUENTA:

- Mantener la espalda recta al aguantar las piernas arriba.

AGUANTO MOVIMIENTO PIERNAS
TRABAJAMOS: HOMBROS, CUÁDRICEPS Y GLÚTEOS

- Siéntate en el suelo con las piernas estiradas y apóyate con los brazos y la espalda.
- Aprieta fuerte el abdomen y mueve las piernas arriba y abajo, haciendo tijeras, sin que las piernas toquen el suelo. Si quieres más dificultad, puedes apoyar toda la espalda en el suelo.
- Realiza este movimiento durante todo el tiempo de trabajo.

A TENER EN CUENTA:

Mantener la espalda recta y el pecho hacia fuera durante todo el ejercicio.
No forzar el cuello. Tiene que estar alineado con el resto del cuerpo.

ABRO Y CIERRO PIERNAS
TRABAJAMOS: ADUCTORES

- Estírate en el suelo y sube las piernas.
- Aprieta fuerte el abdomen y abre y cierra las piernas. Realiza este movimiento durante todo el tiempo de trabajo.

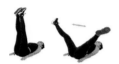

A TENER EN CUENTA:

- Mantener la espalda pegada al suelo en todo momento.

PARTE INTERNA DEL MUSLO
TRABAJAMOS: GLÚTEOS, ADUCTORES

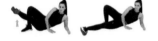

- Colócate de lado, con una pierna flexionada (la que esté más lejos del suelo) y la otra estirada.
- Iremos subiendo y bajando la pierna estirada durante todo el tiempo de trabajo. Podemos hacerlo así, o bien pasar la flexionada por encima de la otra.

A TENER EN CUENTA:

- Al dar la patada, mover solo la cadera para no arquear la zona lumbar.
- Contraer siempre los glúteos para evitar que se sobrecargue la zona lumbar.

PLANCHA LATERAL
TRABAJAMOS: GLÚTEOS, ADUCTORES Y *CORE*

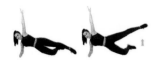

- Siéntate en el suelo con las piernas flexionadas y la espalda totalmente recta.
- Gira tu cintura a un lado y al otro acompañando el movimiento con los brazos, y manteniendo la espalda recta. Si quieres más dificultad, inclina la espalda más hacia atrás, pero asegúrate de que esté recta.

A TENER EN CUENTA:

- Mantener la espalda recta durante todo el ejercicio.

RUTINA
02

Esta es la rutina 2 de la primera semana. No te olvides de mirar la explicación de los ejercicios que encontrarás a continuación para ejecutarlos correctamente. ¡Mucho ánimo, que cada día estás más cerca de conseguirlo!

SENTADILLA PIERNAS ABIERTAS

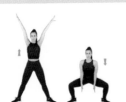

Sube y baja en sentadilla con las piernas abiertas.

SENTADILLA PIERNAS ABIERTAS 8

Aguanta en sentadilla con las piernas abiertas y dibuja un 8 con los brazos.

SENTADILLA, CRUZO BRAZOS

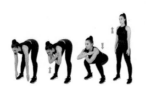

Inclina el cuerpo hacia delante, toca el suelo con las manos, baja en sentadilla y sube.

SENTADILLA, TOCO ABAJO, PUÑO HACIA ATRÁS Y ARRIBA

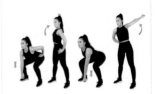

Baja en sentadilla, toca el suelo con la mano y sube el brazo rotándolo hacia atrás.

ELEVACIÓN LATERAL CON BRAZO

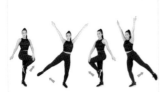

Sube la rodilla de una pierna hacia el lado contrario y, después, estira esa pierna.

ZANCADA LATERAL

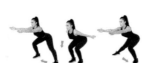

Desplaza todo el peso del cuerpo hacia un lado y después hacia el otro.

PATINADOR

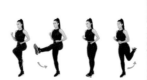

Haz movimientos circulares hacia delante con una de las piernas.

GOBLET SQUAT Y MOVILIDAD DE BRAZOS

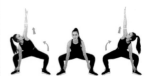

Colócate en sentadilla con las piernas abiertas y gira el cuerpo hacia un lado y hacia el otro.

SUPERMAN ESTÁTICO

Estira una de las piernas y haz lo mismo con el brazo contrario.

PLANCHA LATERAL CON RODILLAS

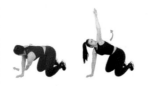

En cuadrupedia, gira el tronco hacia un lado, acompañando el movimiento con el brazo estirado.

SUPERMAN EN MOVIMIENTO

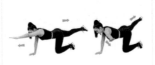

Estira una pierna hacia atrás y haz lo mismo con el brazo contrario. Muévelos hacia fuera.

PLANCHA NORMAL, AGUANTO RODILLAS

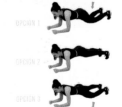

OPCIÓN 1

OPCIÓN 2

OPCIÓN 3

Aguanta en plancha, tocando con las dos rodillas al suelo, ninguna o solo una.

FLEXIÓN CON RODILLAS

Baja haciendo una flexión y tira el cuerpo hacia atrás.

PLANCHA INVERTIDA

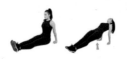

Colócate boca arriba con las piernas estiradas y sube y baja.

FLEXIÓN DE TRÍCEPS

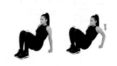

En cuadrupedia invertida, haz flexiones de tríceps, con los brazos pegados al cuerpo.

GIRO A UN LADO Y AL OTRO

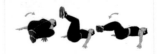

Túmbate boca arriba con las piernas flexionadas y gíralas hacia un lado y hacia el otro.

RUTINA 2

| 20"/ejercicio | 16 ejercicios x 3 rondas | Tiempo total: 16' |

Esta es la segunda rutina de la **semana 1** de ejercicio. Son 16 ejercicios, y puedes realizar cada ejercicio durante 20 segundos. Es importante repetir la rutina tres veces. De esta forma, estarás haciendo 16 minutos de ejercicio físico. Recuerda que, si lo necesitas, puedes descansar 15 segundos entre ejercicio y ejercicio.

Puedes repetir la rutina por ejercicio, es decir, al finalizar un ejercicio, repetirlo ya las tres veces seguidas (sabiendo que, si lo necesitas, puedes descansar 15 segundos) o bien repetirlo por bloques, es decir, realizar todos los ejercicios, descansar unos 30 segundos, y volver a repetir todos los ejercicios. Así, tres veces. Te recomiendo que ahora, en la primera semana, lo repitas por bloques.

EXPLICACIÓN DE LOS EJERCICIOS

SENTADILLA PIERNAS ABIERTAS

TRABAJAMOS: GLÚTEOS Y CUÁDRICEPS

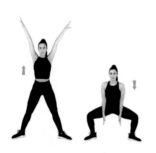

- Colócate de pie con las piernas separadas a la altura de los hombros y estira los brazos hacia arriba.
- Después, baja en sentadilla manteniendo la misma apertura de piernas, a la vez que acompañas el movimiento con los brazos. A la hora de hacer la sentadilla, la punta de los pies tiene que mirar hacia fuera.
- Realiza este movimiento durante todo el tiempo de trabajo.

A TENER EN CUENTA:

- Mantener la columna bien alineada, que no se redondee la zona lumbar.
- Evitar que las rodillas se vayan hacia dentro.

SENTADILLA PIERNAS ABIERTAS 8

TRABAJAMOS: GLÚTEOS, CUÁDRICEPS Y HOMBROS

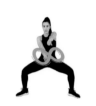

- Colócate de pie, con las piernas abiertas y flexionadas haciendo una sentadilla. La punta de los pies tiene que mirar hacia fuera.
- Aguantando en esta posición (espalda recta, glúteos contraídos y pelvis hacia delante), estira los brazos hacia atrás y, en paralelo, dibuja un ocho durante todo el tiempo de trabajo.

A TENER EN CUENTA:

- Mantener la columna bien alineada, que no se redondee la zona lumbar.
- Evitar que las rodillas se vayan hacia dentro.

SENTADILLA, CRUZO BRAZOS

TRABAJAMOS: ESPALDA BAJA, GLÚTEOS, CUÁDRICEPS Y HOMBROS

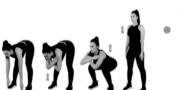

- Inclina el cuerpo hacia delante tocando con las manos el suelo.
- Después, con el cuerpo todavía inclinado, coloca las manos en cruz, tocándote los hombros.
- Manteniendo los brazos así, baja en sentadilla y, finalmente, sube. Realiza esta secuencia de movimientos durante todo el tiempo de trabajo.

A TENER EN CUENTA:

- Evitar que la columna se redondee al bajar a peso muerto.
- Evitar que al caer la rodilla se vaya hacia dentro.
- Mantener el abdomen contraído.

SENTADILLA, TOCO ABAJO, PUÑO HACIA ATRÁS Y ARRIBA

TRABAJAMOS: CUÁDRICEPS, GLÚTEOS Y MOVILIDAD DE HOMBROS

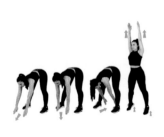

- Baja en sentadilla, con la espalda recta y los glúteos hacia atrás, y toca el suelo con un brazo.
- Después, sube explosivamente, y lleva el brazo que tocaba el suelo hacia fuera, haciendo un círculo. Realiza estos movimientos durante todo el tiempo de trabajo.

A TENER EN CUENTA:

- Evitar que al bajar en sentadilla la rodilla se vaya hacia dentro.
- Mantener la espalda recta y alargar el brazo al hacer el círculo hacia atrás con el brazo.

ELEVACIÓN LATERAL CON BRAZO
TRABAJAMOS: ABDUCTORES, GLÚTEOS Y HOMBROS

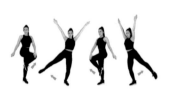

- De pie, sube la rodilla de una pierna hacia el lado contrario y, después, estírala lo máximo que puedas hacia fuera, acompañando este movimiento con los brazos estirados.
- Realiza este movimiento durante todo el tiempo de trabajo.

A TENER EN CUENTA:

- Evitar que la columna se redondee y que la rodilla se vaya hacia dentro.
- Al dar la patada, mover solo la cadera para no flexionar la zona lumbar.

ZANCADA LATERAL
TRABAJAMOS: GLÚTEOS, CUÁDRICEPS, ADUCTORES Y HOMBROS

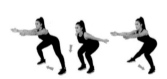

- De pie, desplaza todo el peso del cuerpo hacia un lado, haciendo una zancada lateral, vuelve al centro con los pies juntos y realiza una nueva zancada lateral hacia el otro lado, desplazando el peso del cuerpo y tirando la cadera hacia atrás.
- Acompaña el movimiento con los brazos estirándolos hacia delante en las zancadas laterales durante todo el tiempo de trabajo.

A TENER EN CUENTA:

- Tener los pies lo suficientemente separados para que nos sintamos cómodos al bajar.
- Evitar que la rodilla se vaya hacia dentro, tiene que estar alineada con el pie y la cadera.
- Mantener la espalda siempre recta, que no se redondee la columna.

PATINADOR
TRABAJAMOS: CUÁDRICEPS Y EQUILIBRIO

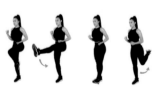

- De pie, haz movimientos circulares hacia delante con una de las piernas, sin acabar de tocar al suelo: flexiona la pierna hacia arriba, estírala y llévala hacia atrás.
- Aguanta el equilibrio con la otra pierna apoyada, y realiza este movimiento durante todo el tiempo de trabajo.

A TENER EN CUENTA:

- Mantener la espalda recta.
- El movimiento solo sale de la cadera, por lo que solo se tiene que mover la pierna.

GOBLET SQUAT Y MOVILIDAD DE BRAZOS
TRABAJAMOS: GLÚTEOS, PIERNAS, *CORE* Y MOVILIDAD DE CADERA

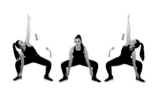

- Colócate en sentadilla con las piernas abiertas (recuerda que la punta de los pies tiene que mirar hacia fuera) y haz que tus manos toquen los tobillos.
- Aguanta unos segundos en esta posición y gira el cuerpo hacia un lado y hacia el otro, acompañando el movimiento con los brazos estirados.
- Ve realizando este movimiento (giro hacia la derecha, vuelvo al centro, giro hacia la izquierda) durante todo el tiempo de trabajo.

A TENER EN CUENTA:

- Evitar que las rodillas se vayan hacia dentro.
- Mantener la columna neutra, que la espalda no se redondee.

SUPERMAN ESTÁTICO
TRABAJAMOS: PECHO, HOMBROS Y *CORE*

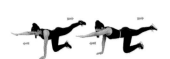

- Colócate en cuadrupedia, con las dos rodillas tocando al suelo, la espalda recta y los brazos estirados y apoyados en el suelo.
- Después, estira una de las piernas hacia atrás, y haz lo mismo con el brazo contrario. Aguanta manteniendo el equilibrio en esta posición durante todo el tiempo de trabajo. Recuerda hacer lo mismo hacia el otro lado.

A TENER EN CUENTA:

- Evitar que la columna se arquee o que la cadera caiga hacia el suelo. Para ello, no te olvides de contraer la musculatura abdominal.

PLANCHA LATERAL CON RODILLAS
TRABAJAMOS: *CORE* Y HOMBROS

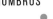

- Colócate en cuadrupedia, con las rodillas tocando el suelo y los brazos estirados, también apoyados en el suelo.
- Después, gira el tronco hacia un lado, acompañando el movimiento con el brazo estirado y, al volver a la posición inicial, pasa el brazo que habías estirado por delante del pecho. Realiza este movimiento durante todo el tiempo de trabajo y, después, haz lo mismo hacia el otro lado.

A TENER EN CUENTA:

- Mantener la espalda neutra durante todo el movimiento.

SUPERMAN EN MOVIMIENTO
TRABAJAMOS: GLÚTEOS, ESPALDA, ABDOMEN, HOMBROS Y CUÁDRICEPS

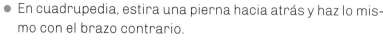

- En cuadrupedia, estira una pierna hacia atrás y haz lo mismo con el brazo contrario.
- Contrae el abdomen para aguantar el equilibrio y realiza movimientos hacia fuera con la pierna y el brazo estirado durante todo el tiempo de trabajo. Realiza el mismo movimiento cambiando el brazo y la pierna.

A TENER EN CUENTA:

- Evitar que la columna se arquee o que la cadera caiga hacia el suelo. Para ello, no te olvides de contraer la musculatura abdominal.

PLANCHA NORMAL, AGUANTO RODILLAS
TRABAJAMOS: PECHO Y BRAZOS

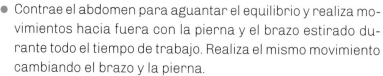

- Colócate en posición de plancha, con los antebrazos apoyados en el suelo, la espalda recta y aguantándote con la punta de los pies.
- Aguanta en esta posición durante todo el tiempo de trabajo. También puedes aguantar en plancha, pero con las rodillas apoyadas en el suelo, o bien solo con una apoyada.

A TENER EN CUENTA:

- Evitar que caiga la cadera, la columna debe mantenerse siempre neutra.

FLEXIÓN CON RODILLAS
TRABAJAMOS: PECHO Y BRAZOS

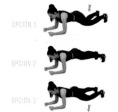

- Colócate en posición de cuadrupedia, con las rodillas apoyadas en el suelo y los brazos estirados.
- Baja el tronco superior haciendo una flexión y procurando que la espalda se mantenga recta, y, al subir, desplaza el peso del cuerpo hacia atrás, estirando la espalda.
- Realiza estos movimientos durante todo el tiempo de trabajo.

A TENER EN CUENTA:

- Mantener siempre la columna neutra, que no caiga la cadera al suelo.

PLANCHA INVERTIDA
TRABAJAMOS: GLÚTEOS, *CORE*, TRÍCEPS Y ESPALDA

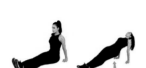

- Colócate en cuadrupedia invertida, con las piernas estiradas y la pelvis elevada.
- Después, aguantando en esta posición, sube y baja la cadera sin que los glúteos lleguen a tocar al suelo y manteniendo los brazos estirados detrás del cuerpo.
- Realiza este movimiento durante todo el tiempo de trabajo.

A TENER EN CUENTA:

- Mantener las piernas estiradas y el pecho hacia fuera.
- Mantener la cabeza alineada con el resto del cuerpo.

FLEXIÓN DE TRÍCEPS
TRABAJAMOS: TRÍCEPS

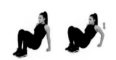

- En cuadrupedia invertida, flexiona las piernas, coloca los brazos hacia atrás y un poco alejados del cuerpo, de manera que las palmas de las manos miren hacia nuestro cuerpo, y la pelvis elevada.
- Sin que el tronco superior se mueva, flexiona y estira los brazos durante todo el tiempo de trabajo para trabajar los tríceps.

A TENER EN CUENTA:

- Mantener los hombros abajo y atrás, evitando que suban y se adelanten.

GIRO A UN LADO Y AL OTRO
TRABAJAMOS: *CORE*

- Túmbate boca arriba con las piernas flexionadas y elevadas, y pon los brazos en cruz.
- Apretando el abdomen, desplaza las piernas (juntas) hacia un lado y hacia el otro sin que lleguen a tocar el suelo durante todo el tiempo de trabajo.

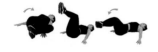

A TENER EN CUENTA:

- Controlar que no se despegue la zona lumbar.

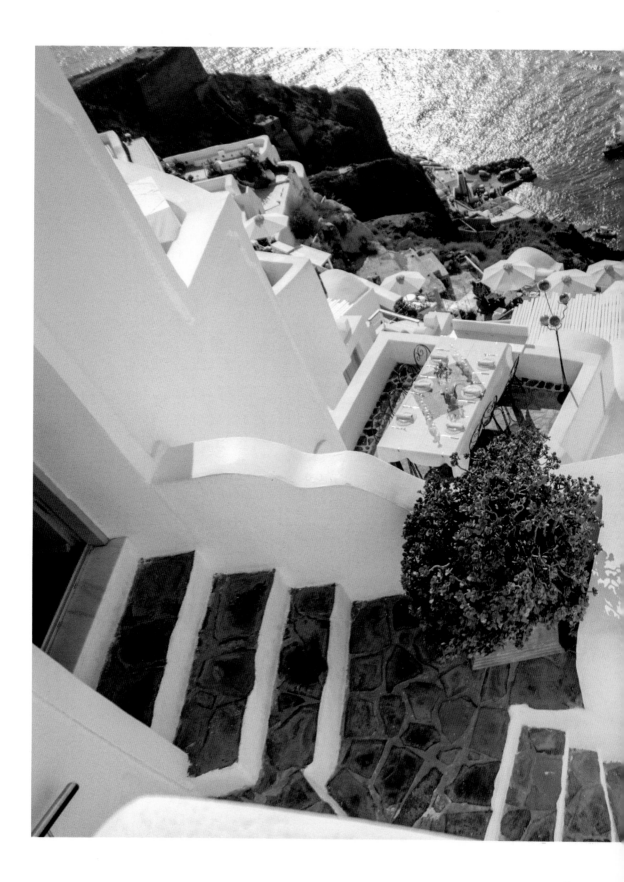

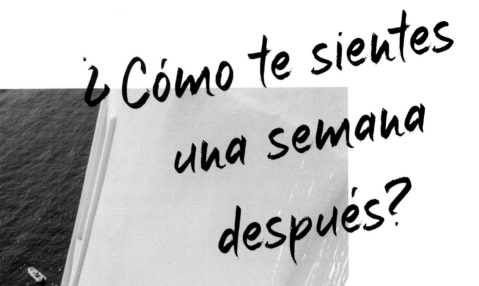

¿Cómo te sientes una semana después?

TUS PRIMEROS SIETE DÍAS HAN PASADO Y SIGUES AQUÍ. ¡FELICÍTATE! ESE ES EL MENSAJE MOTIVADOR QUE TIENES QUE APLICARTE: HAS CERRADO CON ÉXITO ESTA PRIMERA SEMANA. HAS CUMPLIDO CON TUS PEQUEÑOS PASOS HACIA LA CONSTRUCCIÓN DEL HÁBITO. HAS CONSEGUIDO MANTENER LA CONSTANCIA. ASÍ QUE SÉ PACIENTE, PORQUE LO QUE ESTÁ POR LLEGAR ES AÚN MEJOR.

Además, es habitual que en estos primeros días observes cambios más notables en tu cuerpo, y eso te reconforta y te anima a seguir. Claro, has pasado del modo sedentario a moverte, y tu organismo lo agradece.

Entre esos signos de cambio puede estar la pérdida de peso. Incluso puede sorprenderte. Pero es mejor que no la conviertas en tu único y principal objetivo. En general, la primera semana vemos una bajada de peso significativa. Pero **no debes tener prisa por forzar la báscula a la baja.**

De hecho, ese descenso puede traducirse en pérdida de los líquidos que retenías y, aunque sean reales, no son una pérdida de grasa. Atención: el objetivo no es perder kilos, sino perder la grasa no saludable. Solemos focalizarnos mucho en librarnos de la grasa localizada. Sin embargo, el cuerpo se moldea con la paciencia que he mencionado, porque va perdiendo volumen de todas partes para compensar, no solo de una concreta.

Recuerda que hay otros métodos para contabilizar tu pérdida de peso, incluso mejores que los números de la báscula. Hacerte fotos y tomarte las medidas no olvides que son otras vías muy efectivas para llevar el control de tu proceso. Verás que poco a poco vas obteniendo resultados, y ya no solo físicos, sino a nivel también de actitud y motivación.

RECUERDA QUE *tú* PUEDES CON TODO

VISUALIZA EL HÁBITO
Y OLVIDA LA BÁSCULA

Por mucho que nos sintamos estimulados por esa pérdida de peso, podemos tomarla como una motivación extra al principio, pero es esencial que no nos obsesionemos con ella. Puede ser que, al perder dos kilos en una semana, queramos que la siguiente ocurra lo mismo. Y no hay garantías de que vaya a suceder eso.

La pérdida de peso no es gradual ni tampoco perdemos de zonas específicas. Quizá has perdido dos kilos (aunque por salud se recomienda perder uno por semana). Incluso existe una tabla indicativa de los gramos que se recomienda bajar en función del peso. Por supuesto, tu peso variará si te das tiempo, eres constante y te recuerdas por qué te motiva este plan. Sigues comprometido/a contigo y avanzas. Has empezado, y ese es tu premio.

Hablando de premios, **no soy partidaria de los *pequeños regalos* por los logros**. En el fondo no te ayudan. Sabes de lo que hablo: una comida trampa o dulce, por ejemplo. En nuestros primeros días de construir el hábito, un cambio tan radical es difícil de controlar. Puedes decirte a ti mismo: «Puedo estar sin comer dulce. Es mejor hacerlo cuando esté más mentalizado, y no la primera semana».

Estás en una fase vulnerable, y sería fácil volver al punto de partida, porque no tienes consolidados los hábitos. Lo importante es que, si te premias, sea de otra forma, con algo que te guste (un masaje, por ejemplo) y que no interfiera en tu plan de ruta.

Sin embargo, también somos conscientes de que estamos cuidándonos y trabajando con vistas al largo plazo. Y que algo sostenido y rígido es contraproducente. Al principio nos conviene ser estrictos y luego notaremos que el plan es más llevadero. No es que nos privemos de todo de golpe, porque nos lo ponemos aún más difícil y es probable que acabemos dándonos un buen premio en tiempo de descanso.

No te preocupes: si se da el caso de que fallas en esta primera semana, puedes empezar de nuevo. Eso sí, si caes en la tentación, por lo menos que no sea porque la has buscado.

MIS *tips*

PREGUNTAS QUE DEBES HACERTE

Cuestionarnos cómo nos sentimos en el plano físico, mental y
energético nos ayuda a identificar qué nos está costando más
y qué nos está sorprendiendo gratamente.

¿QUÉ ME HA RESULTADO MÁS DIFÍCIL?

Ese ejercicio de fuerza, o respirar haciendo cardio. O tal vez te has esforzado por
organizar tu tiempo y encontrar el momento para entrenar. O sigues buscando la
mejor manera de superar los pequeños problemas de forma física que han surgido
para poder mejorar la semana que sigue.

¿QUÉ HE DISFRUTADO?

Quizá creías que te iba a costar mantener el compromiso, y justo es lo que mejor has
mantenido durante la semana.

También te ha ayudado controlar qué comes y cuánto ejercicio haces (y cómo lo
haces). Tener apuntado aquello en lo que fallamos o qué nos va mejor es positivo,
porque podemos ver el plan en conjunto: los resultados, los aciertos y los errores, y
continuar mejorando y puliendo.

Este diario será un reflejo de lo que verdaderamente hemos hecho, y no de lo que
creemos que hemos hecho durante esta semana. Por ejemplo, hay mucha gente que
piensa que ha comido bien, pero que no se ha fijado en las cantidades correctas.

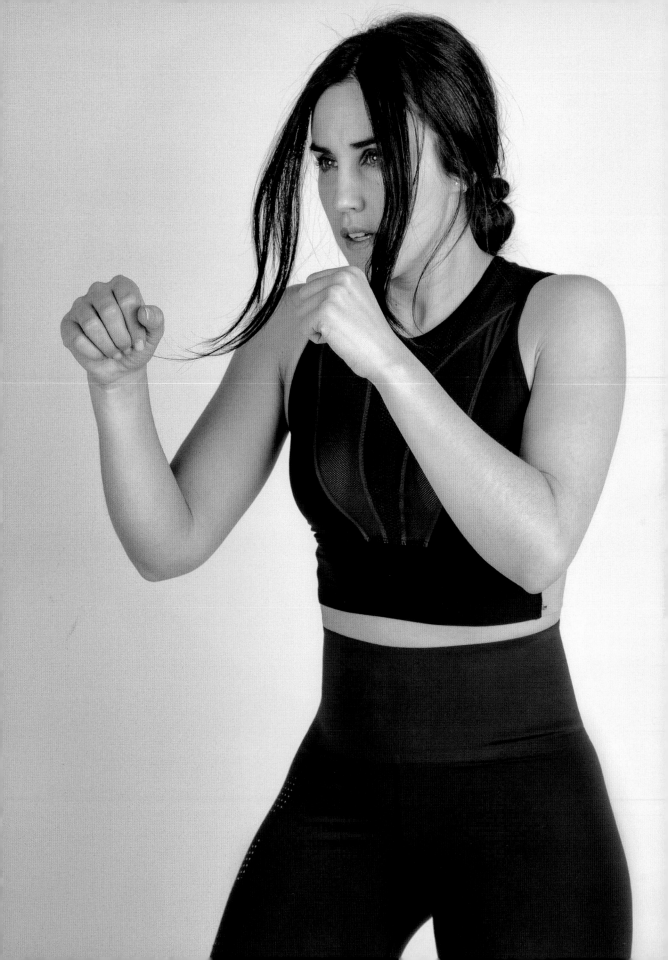

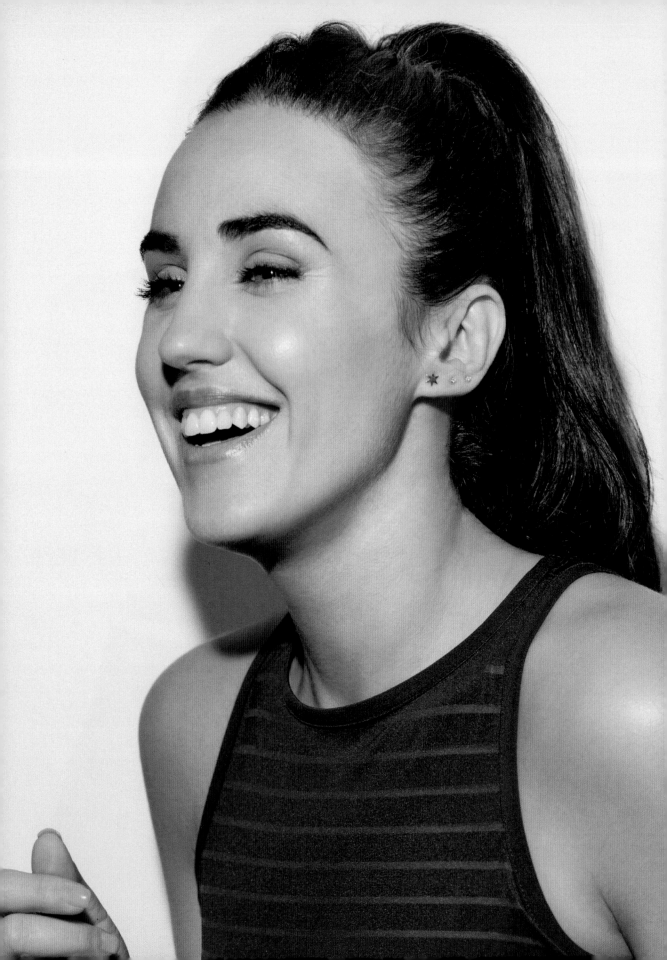

SEMANA 02

Día 8. **¡Enhorabuena!** Sé que estás poniendo de tu parte, que en tu primera semana te has superado cada día y que puede ser duro poner el pie en esta segunda fase. Y no, no es tu cuerpo el que se queja. Me temo que en la segunda semana la mente puede ser tu peor enemiga. **¿Por qué?**

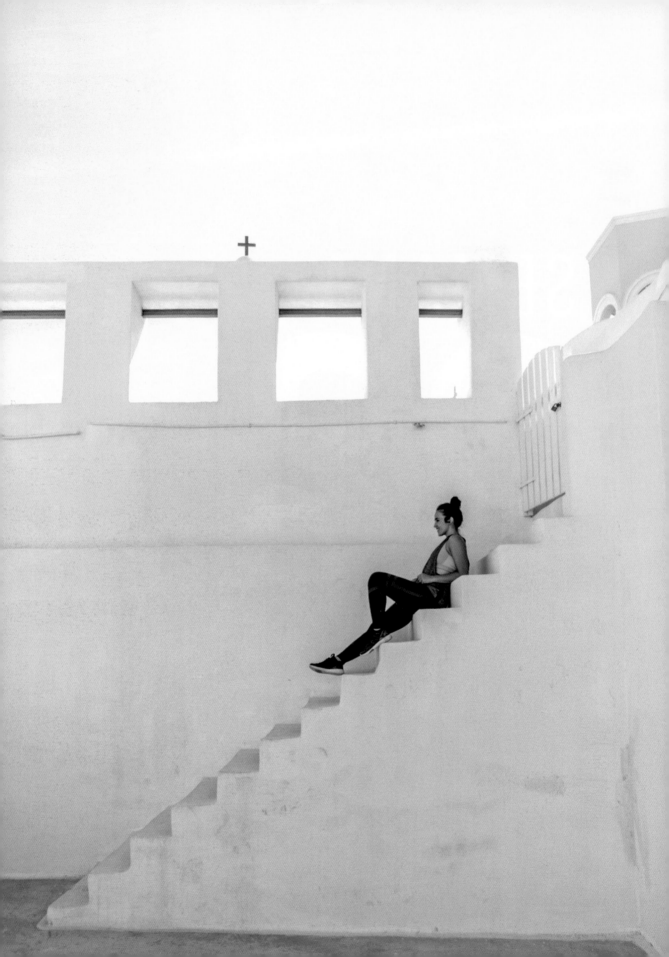

Pues porque la segunda semana, si has hecho bien las cosas hasta ahora, esperas los mismos resultados. Y quizá los tengas o quizá no. A veces, los logros son incluso mejores, pero si no es el caso y debes repetir una semana porque no ha sido nada fácil, no dejes que tu mente interprete que vas hacia atrás o que no conseguirás perder peso o dar forma y tonificar tu cuerpo.

En esta segunda semana, puede ser que estés muy motivado o todo lo contrario, que te hayas desanimado y que estés a punto de tirar la toalla. Si estás en ese momento, te aconsejo que repitas la semana anterior y te superes a ti mismo. No tienes que verlo de manera negativa, sino como algo bueno que te puede motivar. **Se trata de seguir dando tus pasitos en el camino, y de reforzar el compromiso contigo.**

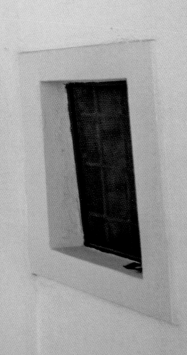

Otra posible sensación es que creas que te has esforzado demasiado para lo que has conseguido. Te pregunto al respecto: ¿son tus metas realistas y alcanzables? Recuerda que el camino se recorre poco a poco. **Tú puedes con todo, siempre que no te dejes engañar por los mensajes confusos y negativos que te lanza la mente.**

Como he comentado en páginas anteriores, podemos influir en nuestros pensamientos para que nuestras emociones y acciones cambien. Me refiero a que somos nosotros mismos, y nadie más, los que decidimos lo que está o no en nuestra lista de prioridades. Por ejemplo, para cumplir con el compromiso, quizá me tenga que levantar antes o tenga que aplazar otra cosa. Hay que hacer del cambio de hábito un compromiso inamovible en nuestra lista de prioridades. Esa sería la mente hablándote en positivo.

Mientras, la mente enemiga es la que quiere convencernos de que nos conviene quedarnos en la cama o irnos de cañas con amigos. Frente a estos pensamientos, es bueno recordar la sensación que tuvimos al principio del cambio de hábitos y lo bien que nos sentimos por estar cuidándonos y haciendo algo por ser quienes queremos ser.

ESTRATEGIA PARA VENCER A LA MENTE ENEMIGA

Por tanto, la mente enemiga es esa voz que se opone a lo que tenemos en nuestra lista de prioridades. Le contestaremos siendo conscientes de lo que nos aporta el cambio de hábitos. Esa voz siempre estará presente, aparecerá, al igual que siempre tendremos tentaciones.

Es como una pequeña guerra interna, ya que el cuerpo siempre busca su comodidad. ¿O no es mejor para él estar en su zona de confort? Es la ley del mínimo esfuerzo. Por eso, **tenemos que contraatacar con exigencia, consciencia y resistencia a las tentaciones.**

Para contradecir a la mente enemiga, es útil identificar en qué momento y por qué el cuerpo se está negando. Si somos conscientes de ello, encontraremos los motivos para desmontar la creencia: por ejemplo, volvernos a poner cierta ropa o las ganas que tenemos de sentirnos con más energía.

¡FOCALÍZATE!

Ya tenemos identificada la voz que nos limita, y buscamos los motivos para ignorarla. Pero con solo motivos no vamos a neutralizarla. **Es el momento de reforzar la mente positiva, de focalizarnos en lo que nos interesa.**

Y lo vamos a conseguir educándola. Puedes ponérselo fácil aceptando tus límites en esas pequeñas cosas relacionadas con asentar hábitos, como, por ejemplo:

- Si no tienes tiempo de cocinar, no te comprometas a hacer una receta difícil y que te lleve mucho tiempo. Póntelo fácil.

- Si te has propuesto comer más sano, no metas el enemigo en casa: olvídate de tener bollería refinada, galletas y repostería.

- No te obligues a desplazarte mucho para entrenar, porque eso podría estresarte más y podrías no ir.

Sé realista. Focalizarte supone, como puedes ver, centrarte en tu objetivo:

1.

No hace falta estar siempre pensando en lo que quieres. Es preferible focalizarte en que lo que tienes entre manos, es lo primero en tu lista de prioridades, lo que de verdad quieres alcanzar ahora.

2.

Acuérdate de que también es muy importarte concretar, no ser ambiguo. Por ejemplo, cambiar el «voy a hacer deporte» por «hoy a las siete de la tarde voy a hacer veinte minutos de ejercicio». Concreta tus objetivos a corto plazo (el objetivo del día), a medio plazo (el objetivo de la semana o el mes) y a largo plazo (el objetivo a tres meses vista). **Sé asertivo, concreto, realista y práctico.**

3.

Es de dominio popular que debemos beber agua, caminar... o cualquiera de las mil cosas que nos han repetido siempre para tener hábitos saludables, pero lo importante, más que reconocerlo, es saber cómo lo pones en práctica en tu día a día.

4.

Otro de los puntos que tienes que recordar esta segunda semana es la importancia de planear antes de lanzarte a hacer cualquier cosa, porque planeando sabremos en qué condiciones lo haremos y eso contribuirá a que sigamos haciéndolo. Aunque desees mucho algo, si no quieres sacrificar otras cosas, estás cansado o no tienes tiempo para organizar, no será una realidad.

En conclusión: identifica, concreta y trabaja en tu objetivo. Sé fuerte y comprométete.

MIS 10 COMPROMISOS CLAVE PARA TENER ÉXITO

1.
Quiérete mucho.

2.
No estés más de dos días sin hacer ejercicio.

3.
Haz 10.000 pasos al día, o intenta que tu día sea lo más activo posible.

4.
Calienta siempre antes de empezar a hacer ejercicio y estira al terminarlo.

5.
Cuando no puedas más, repítete nuestro lema «yo puedo con todo», y sigue adelante: lo estás consiguiendo.

6.
Toma como mínimo seis vasos de agua al día.

7.
Mastica bien los alimentos para sentirte saciado antes.

8.
Fija los horarios de comida y respétalos para empezar a tener buenos hábitos saludables.

9.
Elige grasas saludables mono y poliinsaturadas frente a las saturadas, y evita los aceites refinados como el de girasol o el de maíz.

10.
Incluye alimentos ricos en fibra para mejorar el tránsito intestinal, e intenta cambiar los hidratos de carbono simples (azúcar de mesa, miel...) por hidratos de carbono complejos (alcachofas, manzanas, judías...).

TU CUERPO TAMBIÉN SE EDUCA

Por supuesto, mente y cuerpo no se entienden por separado. Así, es el cuerpo el que pone en marcha el plan y se beneficia de la mente positiva. No escatimes energías en cuidarlo, no te exijas de más y no te castigues, porque así te desgastas en balde.

Tengamos una relación tan cordial con nosotros como la que nos gustaría tener con los demás. Si nos ponemos demasiada presión o nos exigimos de más, nos sentiremos mal, frustrados o rendiremos menos porque estaremos agobiados o no nos creeremos capaces. **Educarnos es aprender a comunicarnos de una manera sana con nosotros mismos, desde dentro.**

Si no aprendemos esto, nunca podremos disfrutar del proceso que requiere adquirir cualquier logro. Y tampoco resulta tan complicado, pese a que requiere práctica y voluntad. De nuevo, empieza por ser consciente de cómo te hablas a ti mismo, de los mensajes internos. Así quizá te des cuenta de que le estás dando demasiadas vueltas a un asunto. Bien, pues ese discurso te afecta, y, aunque sea difícil de cambiar, si lo detectas, tienes un paso ganado. En especial cuando la persona es muy negativa, cuesta romper ese hábito de pensar mal.

Lo que pensamos viene de la mano de un sentimiento, de una emoción, y todo está en ti. Así que si puedes modificar ese pensamiento, el resto caerá como una ficha del dominó y te sentirás aliviado.

Te aconsejo que durante un día prestes atención a los mensajes que te lanzas, y que te fijes en si ese diálogo te está ayudando. Si eres una persona negativa, si no te sientes merecedor de las cosas buenas de la vida, si no tienes seguridad en ti mismo o si necesitas la aprobación de los demás, si te hablas mal o los mensajes que te diriges a ti mismo no son de aliento, quizá es el momento de intentar cambiar. No te desesperes, eso no va a cambiar de hoy para mañana. El primer paso es detectar lo que está pasando, porque puede ser que seas tú el que se pone sus propias limitaciones. A partir de aquí, adquiere un poco más de consciencia, cambia los «no puedo» por «yo puedo», trátate con cariño y respeto, no te quejes durante más de dos minutos, supera tus lastres, sé agradecido por todo lo que tienes, etc. En definitiva, aprende a quererte y piensa en positivo.

Lo que también suele ocurrir es que si alguien te halaga, te dice que estás más guapo o guapa o que has hecho algo bien, muchas veces lo niegas y te sientes mal por ello. Date las gracias y acéptalo. Siéntete orgulloso, prémiate por la manera en que esa persona piensa en ti. Eso te hará mucho bien. Es curioso como a veces pensamos que no nos merecemos las cosas buenas que nos pasan. Y en materia de hacer ejercicio físico, veo que esta actitud se convierte en un auténtico autoboicot, con mensajes insistentes como «no lo conseguiré», «yo soy así» o «mi cuerpo es diferente».

No. Plántate. Dile a tu mente que no es verdad, que no te trolee. Dile que vas a continuar hacia delante, sin ese obstáculo, que tú eres quien eres y depende de ti sentirte bien o mal con lo que tienes. Recuérdale que aspirar a ser otra persona lejana a tus emociones e intereses no te compensa, porque en realidad puedes estar muy satisfecho.

Y si decides compararte, hazlo con todas las consecuencias. Es decir, si quieres tener o hacer todo lo que otro tiene y hace, valora si estás dispuesto a sacrificar lo que ese otro sacrifica por estar de esa manera. Sus resultados te gustan, pero ¿estás dispuesto a hacer su mismo camino para obtenerlos? Si tu respuesta es no, tendrás que bajar el listón y simplemente quererte más y apostar por ti.

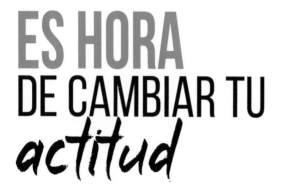

ES HORA
DE CAMBIAR TU
actitud

CURIOSIDADES...

LA FÓRMULA MODERNA DE LA FELICIDAD

Hace poco, el ingeniero y directivo de Google Mo Gawdat compartía con el mundo su fórmula matemática para definir la felicidad, después de trabajar en esta durante siete años y de ponerla en práctica en un momento muy delicado de su vida, tras la muerte de su hijo. Para obtener la fórmula se planteó qué tenían en común los momentos felices que había vivido, y determinó que somos felices cuando parece que la vida discurre como queremos. Para él, la felicidad es igual o mayor que los acontecimientos de la vida menos la expectativa de cómo debería ser esta vida.

O sea, que, según Gawdat, somos infelices porque analizamos de cierta manera lo que nos ocurre, influidos por seis ilusiones —el pensamiento, el yo, el conocimiento, el tiempo, el control y el miedo— y apoyándonos en siete puntos que distorsionan la realidad (filtrar, asumir, atrapar, tener recuerdos, poner etiquetas, quedarnos con la emoción y exagerar). En sus propias palabras, «la felicidad no es lo que el mundo te da, la felicidad es lo que piensas de lo que te da el mundo. Si piensas en ello, siempre verás que hay algo por lo que estar agradecido y ser feliz.

LAS BUENAS CONSECUENCIAS DEL EJERCICIO FÍSICO

La energía y la salud son prioridades que os invito a tener muy presentes. Porque el deporte no solo tiene fines estéticos, sino que nos regala salud, nos ayuda a vivir más años, nos aporta energía, segrega la hormona de la felicidad que nos ayuda a combatir el estrés... y podría seguir, seguir y seguir, porque son muchos sus beneficios. Este punto debería ser una motivación extra para seguir adelante, ¿verdad? Es cierto que el tema estético es muy importante para la autoestima, pero también **es fundamental pensar en el deporte como en una vía de salud y de mejora de la esperanza de vida.**

Sin embargo, a pesar de reconocer su valor, esta motivación no suele clasificarse como prioritaria, porque la gente descuida su salud, tal vez pensando que siempre tendrá la misma energía o que vivirá eternamente. A veces, ya mayores, muchos se arrepienten de no haber prestado atención a estar más sanos, y de no haberse dedicado más tiempo a sí mismos.

¡Invertir en tu salud es ganancia segura! Te aconsejo que tu única motivación no sean solo los fines estéticos. Si quieres experimentar todos los beneficios del deporte, busca otras opciones que te motiven, porque no olvides que lo que queremos es que esto sea a largo plazo.

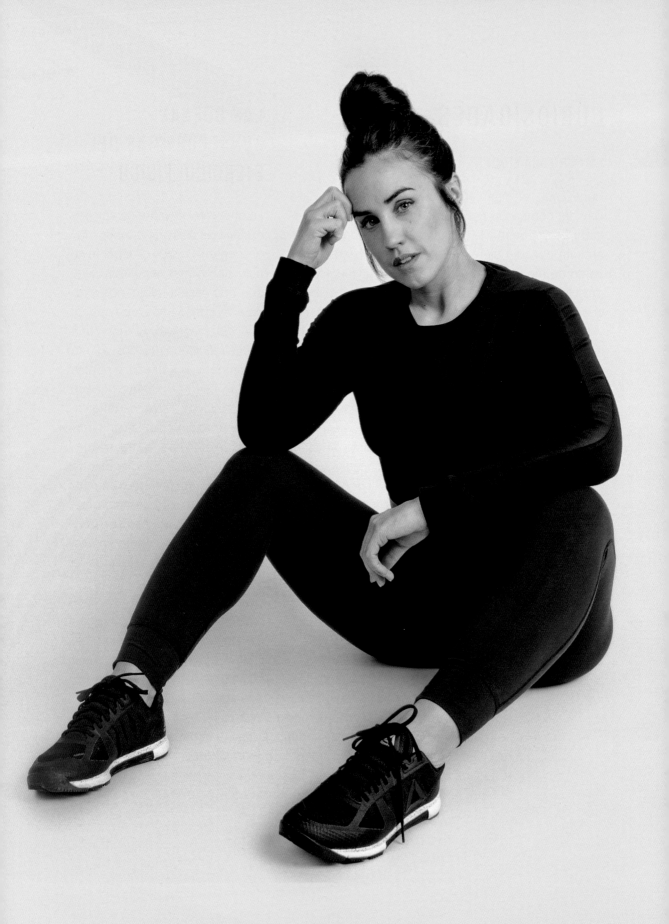

SOBRE LA ALIMENTACIÓN

Hay una creencia muy extendida de que hacer dieta significa pasar hambre y privarte de casi todo lo que te gusta. Nada más lejos de la realidad. No tienes por qué, si te paras a descubrir más allá de lo que ya estás comiendo. Nuestros hábitos suelen estar relacionados con la alimentación que hemos aprendido con nuestros padres, con las costumbres de cada país o con nuestro estilo de vida, pero podemos encontrar alternativas igual de saludables y que disfrutemos más.

Si disponemos de un repertorio de recetas saludables y que no representen un sufrimiento a la hora de comer, nos lo estamos poniendo más fácil. ¡Y de eso se trata!

Y es que la gente se piensa que tener una alimentación sana es estar todo el día comiendo ensaladas, y realmente va mucho más allá. Hay que comer de todo, pero con moderación, limitando aquello que sabemos que no es bueno para nosotros, y potenciando aquellos alimentos que son más saludables y ricos en nutrientes esenciales para nuestro cuerpo.

ALGUNOS TRUCOS CREATIVOS

Más que la comida, lo que nos atrae es la variedad de sabores y texturas. Podemos estar comiendo los mismos alimentos, pero si preparamos diferentes aliños, si los aderezamos con especias y hierbas o los cocinamos de manera distinta (horno, vapor, plancha), su sabor y presentación cambiarán.

Quizá el problema es que identificamos dieta con prohibición, y no la asociamos con salud. Ante el deseo de comer algo que no nos conviene, nos queda educar nuestra mente y nuestro cuerpo, como ya te he explicado. Tú eliges lo que comes como tú eliges quién quieres ser. Ten en cuenta que mi plan no se centra en contar calorías o nutrientes, sino en escoger buenos alimentos. Intenta adaptarte al plan de manera gradual, y en el caso de querer hacer una comida libre o de picar, recurre a los productos frescos y cocina sin grasas.

IDEAS QUE TE AYUDARÁN:

Cuando sales o tienes una comida familiar:

- Compensa el día anterior con opciones más saludables.

- Si eliges un postre muy denso, haz primeros platos más ligeros.

- Antes de comer, bebe un vaso de agua. Evita el pan de los restaurantes y elige platos que te sacien, pero que te apetezcan, como sopas, gazpachos o ensaladas.

- Opta por un aliño de aceite y vinagre. Es mejor que aliñes tú los platos que dejar que te los sirvan con salsas o cremas de quesos.

- Evita las salsas, los quesos y las patatas fritas, y cámbialos por verduras o menestra de verduras.

- Ni los gratinados ni las frituras te convienen.

- Como aperitivo: frutos secos (mejor crudos), chips de verduras, encurtidos... Así te saciarás y conseguirás que los platos principales sean más ligeros.

- Si tomas alcohol: una copa de vino seco o como mucho una cerveza.

- Escoge pescado antes que carne, y que te lo sirvan primero, porque la proteína te sacia.

Para compensar al día siguiente de una comilona:

- Haz un desayuno ligero (¡nunca te lo saltes!) que contenga proteína y fruta —preferiblemente, rica en agua o ácida—. Por ejemplo, un puñadito de frutos secos y una pieza de fruta estarán bien. Algunas frutas ácidas y con alto contenido en agua son la piña, el kiwi y la naranja.

- Si tienes más hambre, puedes optar por grasas saludables como la del aguacate y un chorrito de aceite de oliva.

- Prepara comidas que te ayuden a hidratar, es decir, aparte de beber abundante agua a lo largo del día para desintoxicar, toma sopas y caldos o purés con poca grasa. Piensa que a veces sentimos sed, no hambre.

- No olvidemos que podemos compensar un atracón con ejercicio cardiovascular (que no sea la norma, eso sí).

Quieres picar...

- Tienes a tu alcance agua y fruta. Incluye la naranja, pero en pieza y no en zumo, que contiene más azúcares. Opta por piezas de fruta con un índice glucémico bajo: arándanos, manzanas, fresas, peras. O por las deshidratadas.

- Las palomitas de maíz sin aceite ayudan a bajar las ganas de dulce, y los encurtidos tipo pepinillos quitan el hambre emocional. Los alimentos en vinagre o fermentados son una opción deliciosa. Algunos de estos últimos son el calabacín en vinagre (corta calabacín en rodajitas y deja macerar en vinagre y agua; pon dos vasos de vinagre y medio de agua durante cuatro horas en la nevera; saca el calabacín, escurre bien y echa aceite hasta cubrirlo; añade ajo picado y perejil picado) o los rabanitos aliñados con vinagreta (aceite, vinagre o limón y sal): hazles unos cortes a los rabanitos y déjalos dos horas en la vinagreta para eliminar su amargor.

- Puedes incluir proteína saciante, como yogures o batidos proteicos, o un puñado de nueces, o bien almendras crudas o tostadas y sin nada de sal.

- Si te apetece dulce, puedes añadir un poquito de miel a las almendras, o prueba a combinar proteína (queso fresco) y fruta (uvas).

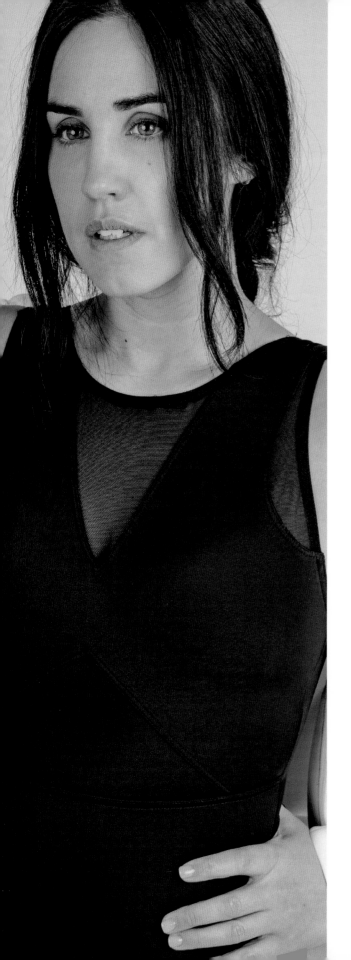

- El orégano, la albahaca, la menta y la salvia satisfacen el paladar, y como dan densidad a los alimentos, nos sentimos saciados. En infusión o para espolvorear sobre frutos secos o incluso sobre una ensalada de frutas, te pueden sorprender.

- Atentos a las posibilidades de los chips: de kale (espolvorea por encima semillas de sésamo, ralladura de limón o especias al gusto); de alcachofa (córtala muy finita y hornea veinte minutos a 200 ºC, con unas gotas de aceite, sal y pimienta); de boniato con tomillo y canela; de remolacha con semillas de hinojo molidas y ralladura de piel de mandarina; de chirivía con cilantro y ralladura de limón...

- Verduras y legumbres en un formato diferente: bastoncitos de chirivía al horno; espárragos blancos a la plancha con salsa pesto; ensalada de pepino con una cucharadita de yogur; ensalada de wakame; snacks de tofu picante (los puedes encontrar en supermercados asiáticos); de guisantes con wasabi (al horno con mostaza, vinagre de arroz y wasabi); garbanzos crujientes asados (con media cucharadita de comino molido, media cucharadita de pimentón, un cuarto de cucharadita de pimienta negra molida, sal y aceite de oliva; hornea los garbanzos a 200 ºC durante quince minutos y después pásalos por la mezcla, añade aceite de oliva y hornéalos de nuevo diez minutos, remuévelos y vuelve a hornear entre cinco y diez minutos); judías verdes asadas con parmesano (ponles dos cucharaditas de

queso parmesano y dos cucharaditas de pan rallado)...

- Puedes tomar chocolate con más de un 70 por ciento de cacao. Saboréalo poco a poco, que se derrita en la boca.

- Si quieres beber algo: una cerveza sin alcohol, agua con gas y limón, té helado (no refresco de té), zumo de tomate con sal y pimienta...

NO COMAS MENOS, come MEJOR

Tras la puesta en marcha de todo el cuerpo (si llevabas una vida sedentaria, es muy probable que hayan aparecido las agujetas, pero no olvides que con el mismo ejercicio se van), comenzamos la segunda semana con dos rutinas más. Recuerda que se trata de un proceso de fondo, solo llevas una semana, así que tanto si estás muy motivado como si no lo estás tanto, te recomiendo que tomes consciencia de que todavía solo han pasado siete días y queda mucho camino por recorrer, aunque ya estás cada vez más un poco más cerca. ¡Así que mucho ánimo!

Recuerda que conviene alternar ambas rutinas con la rutina HIIT y que es preferible no saltarse ni el calentamiento ni los estiramientos de los entrenamientos. ¡Vamos a por la segunda semana!

NO DEJES DE MOVERTE

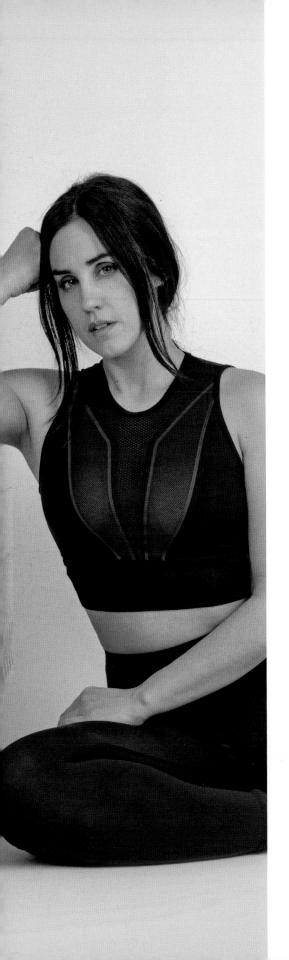

PLANTEAMIENTO

SEMANA 2

En la semana 2 vamos a seguir con dos rutinas diferentes que trabajan todo el cuerpo, compuestas también por 16 ejercicios cada una. Te recomiendo hacer las rutinas dejando dos días de descanso entre ambas, haciendo un HIIT el tercer día. Por ejemplo: lunes, rutina 3; jueves, rutina 4, y sábado, rutina HIIT.

Si quieres entrenar un día más, simplemente realiza la rutina 4 el miércoles, por ejemplo, y repite la rutina 3 el viernes. De manera que entrenarías lunes, miércoles, viernes y sábado HIIT.

Trabajaremos movimientos algo más complejos. Al haber empezado de forma progresiva, los ejercicios tendrán un poco más de dificultad y aumentaremos los segundos por ejercicio. Seguiremos, eso sí, con la movilidad, pero incorporaremos también ejercicios de fuerza con cardio.

Te recomiendo también que hagas dos días de cardio moderado, después de la rutina, o bien en los días que no hagas el entrenamiento de fuerza. Pueden ser unos 30 minutos: caminar, ir en bici, elíptica, nadar, etc., o bien alguna rutina de cardio moderado del canal de Gym Virtual.

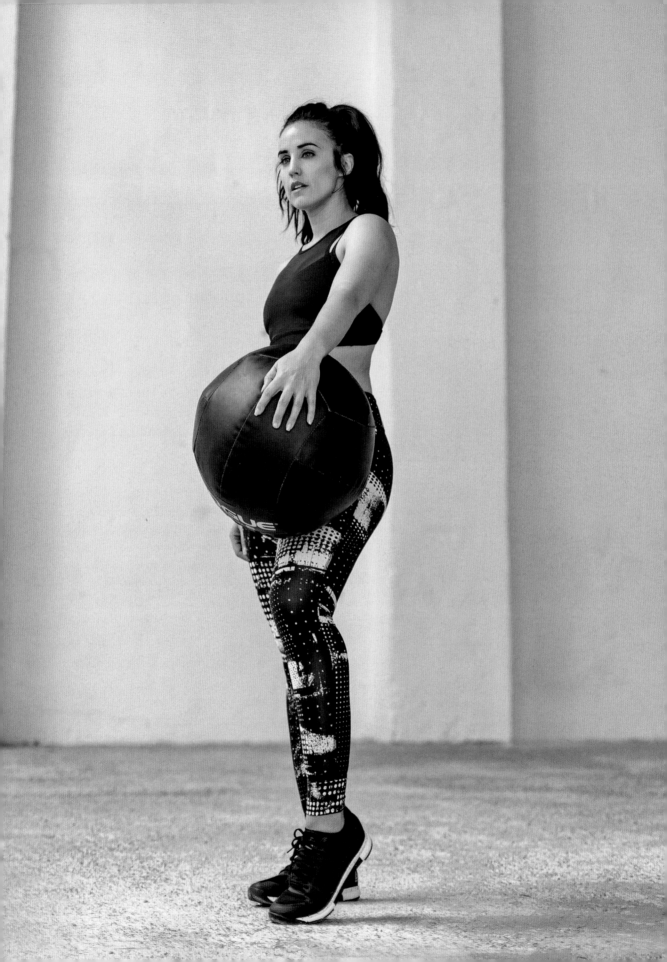

Cada ejercicio lo haremos durante unos segundos determinados:

● Estiramientos y calentamiento: 30 segundos por ejercicio.
● Rutinas 3 y 4: 25 segundos por ejercicio.
● HIIT: 25 segundos por ejercicio.

Cada rutina se debería repetir unas tres veces para mayor efectividad. De esta forma, entrenarás 20 minutos en cada entrenamiento.
Si lo necesitas, puedes descansar unos 15 segundos entre ejercicio y ejercicio.

La puedes repetir por ejercicio, es decir, al finalizar un ejercicio, repetirlo ya las tres veces seguidas (sabiendo que, si lo necesitas, puedes descansar 15 segundos) o bien repetirlo por bloques, es decir, realizar todos los ejercicios, descansar unos 30 segundos, y volver a repetir todos los ejercicios. Así, tres veces. Yo te recomiendo que al principio lo repitas por bloques, pero si quieres notar más el entrenamiento localizado, lo puedes hacer por ejercicio.

ORGANIZACIÓN SEMANA 2

Aquí tienes el cuadro visual de cómo planificar tu semana de ejercicio:

LUNES		MARTES	MIÉRCOLES	JUEVES		VIERNES	SÁBADO		DOMINGO
CALENTAMIENTO	8'			CALENTAMIENTO	8'		CALENTAMIENTO	8'	
RUTINA 3 (x3)	20'			RUTINA 4 (x3)	20'	ENTRENO EXTRA OPCIONAL (RUTINA 3)	RUTINA HIIT	7'	
CARDIO (OPCIONAL)	30'			CARDIO (OPCIONAL)	30'		ESTIRAMIENTOS	8'	
ESTIRAMIENTOS	8'			ESTIRAMIENTOS	8'				

La idea es no estar más de dos días sin hacer ejercicio. Si ves que algún día no puedes cumplir con el entrenamiento, haz que tu día sea más activo y haz la rutina de HIIT, que no te llevará más de 7 minutos.

RUTINA
03

¡Vamos a por la rutina 3 de la segunda semana de entrenamiento! Recuerda que en esta segunda semana los ejercicios ya tienen que durar 25 segundos, pudiendo descansar si lo necesitas unos 15 segundos entre ejercicio y ejercicio. Ah, y no te olvides del calentamiento y los estiramientos, los encontrarás en el apartado de la semana 1 (páginas 58-77). ¡Te mando mucha fuerza!

ZANCADA LATERAL CON BRAZO

Haz una zancada lateral, desplazando el peso del cuerpo.

ABRO A UN LADO Y AL OTRO

Ve desplazando el peso del cuerpo hacia un lado y hacia el otro, sin elevar el cuerpo.

HACHAZO

De pie, estira uno de los brazos hacia un lado y después haz lo mismo con el otro.

ZANCADA CRUZADA, RODILLA

Desplaza una pierna hacia atrás para hacer una zancada y después sube la rodilla.

ZANCADA CON BRAZOS

Haz una zancada hacia atrás primero con una pierna y después con la otra, levantando los talones entre una y otra.

ABRO Y CIERRO, BRAZOS CERRADOS

Abre y cierra las piernas saltando y acompañando el movimiento con los brazos.

ZANCADA EQUILIBRIO

Flexiona una pierna y desplaza el tronco superior hacia delante.

SALTO, SENTADILLA

Con los pies juntos, salta cuatro veces hacia un lado y hacia el otro y salta hacia delante en sentadilla.

FLEXIÓN ONDA

Colócate en posición de flexión y baja suavemente, trazando una onda con el tronco superior.

PLANCHA CON GIRO

Sin que las rodillas toquen el suelo, mueve el cuerpo hacia un lado y hacia el otro.

FLEXIÓN LATERAL

Túmbate de lado y, sin mover el tronco superior, flexiona y estira el brazo para hacer flexiones.

COBRA

Haz una flexión y levanta el tronco superior haciendo la cobra.

PLANCHA, GIRO CÍRCULO

Colócate en plancha, estira uno de los brazos y traza un círculo.

PLANCHA LATERAL DINÁMICA

Colócate en plancha y gira el cuerpo hacia un lado y hacia el otro.

FLEXIÓN

Haz flexiones con las rodillas apoyadas en el suelo.

EN CUADRUPEDIA, PIERNA ADELANTE Y ATRÁS

Estira una de las piernas y muévela hacia delante y hacia atrás.

RUTINA 3

25"/ejercicio   16 ejercicios x 3 rondas   Tiempo total: 20'

Esta es la primera rutina de la **semana 2** de ejercicio. Son 16 ejercicios, y puedes realizar cada ejercicio durante 25 segundos. Es importante repetir la rutina tres veces. De esta forma, estarás haciendo 20 minutos de ejercicio físico. Recuerda que, si lo necesitas, puedes descansar 15 segundos entre ejercicio y ejercicio.

Puedes repetir la rutina por ejercicio, es decir, al finalizar un ejercicio, repetirlo ya las tres veces seguidas (sabiendo que, si lo necesitas, puedes descansar 15 segundos) o bien repetirlo por bloques, es decir, realizar todos los ejercicios, descansar unos 30 segundos, y volver a repetir todos los ejercicios. Así, tres veces. Te recomiendo que sigas repitiendo los ejercicios por bloques.

EXPLICACIÓN DE LOS EJERCICIOS

ZANCADA LATERAL CON BRAZO

TRABAJAMOS: ADUCTORES, GLÚTEOS Y HOMBROS

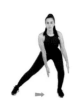

- Colócate de pie, con los brazos estirados y la rodilla flexionada formando un ángulo de 45° con la pierna.
- A continuación, mueve la pierna que tenías flexionada y haz una zancada lateral, desplazando el peso del cuerpo. Realiza estos movimientos durante todo el tiempo de trabajo. Después, haz lo mismo hacia el otro lado.

A TENER EN CUENTA:

- La rodilla no tiene que ir hacia dentro.

ABRO A UN LADO Y AL OTRO

TRABAJAMOS: CUÁDRICEPS, GLÚTEOS Y ADUCTORES

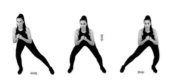

- De pie, abre las piernas a la altura de los hombros y flexiona un poco las piernas, haciendo una sentadilla. Recuerda mantener la espalda recta y los glúteos hacia atrás.
- Aguantando en esta posición, iremos desplazando el peso del cuerpo hacia un lado y hacia el otro, sin subir el cuerpo, durante todo el tiempo de trabajo

A TENER EN CUENTA:

- La espalda tiene que estar recta, y la musculatura abdominal, contraída.

HACHAZO

TRABAJAMOS: CUÁDRICEPS, HOMBROS Y GLÚTEOS

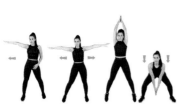

- De pie, estira uno de los brazos hacia un lado y después haz lo mismo con el otro. A continuación, sube los brazos hacia arriba, saltando y, finalmente, baja en sentadilla, acompañando el movimiento con los brazos.
- Realiza esta secuencia con ritmo durante todo el tiempo de trabajo.

A TENER EN CUENTA:

- En la sentadilla, evitar que la rodilla se vaya hacia dentro, tiene que estar alineada con el pie y con la cadera.
- Mantener el abdomen contraído.

ZANCADA CRUZADA, RODILLA

TRABAJAMOS: CUÁDRICEPS, GLÚTEOS Y MOVILIDAD DE HOMBROS

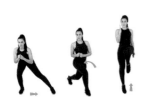

- Desplaza una pierna hacia atrás para hacer una zancada. Después, sube la rodilla de esa misma pierna en la parte de delante y, finalmente, acaba con una zancada lateral.
- Realiza toda esta secuencia de movimientos durante todo el tiempo de trabajo

A TENER EN CUENTA:

- Evitar que la rodilla se vaya hacia dentro, tiene que estar alineada con el pie y con la cadera.
- Controlar siempre que la columna no se flexione.

ZANCADA CON BRAZOS
TRABAJAMOS: *CORE*, CUÁDRICEPS Y HOMBROS

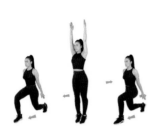

- Colócate en posición de plancha, pero con las piernas flexionadas. Las rodillas no tienen que tocar el suelo.
- Aguantando en esta posición y apretando bien el *core*, ve haciendo pasitos con las piernas flexionadas, primero hacia delante y después hacia atrás, durante todo el tiempo de trabajo.

A TENER EN CUENTA:

- Mantener el equilibrio en todo el ejercicio.

ABRO Y CIERRO, BRAZOS CERRADOS
TRABAJAMOS: HOMBROS, *CORE* Y GEMELOS

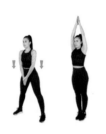

- Abre y cierra las piernas saltando y acompañando el movimiento con los brazos. Al abrir las piernas, baja los brazos, y al cerrarlas, súbelos.
- Ve realizando estos saltos durante todo el tiempo de trabajo.

A TENER EN CUENTA:

- Evitar que las rodillas vayan hacia dentro.

ZANCADA EQUILIBRIO
TRABAJAMOS: CUÁDRICEPS, GLÚTEOS, ADUCTORES Y HOMBROS

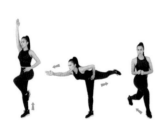

- Flexiona una pierna y estira el brazo del mismo lado hacia arriba.
- Aguantando el equilibrio, desplaza el tronco superior hacia delante, de manera que tu cuerpo quede lo más perpendicular posible y, finalmente, apoya la pierna que tenías estirada y realiza una zancada. Realiza esta secuencia durante todo el tiempo de trabajo. Recuerda hacer lo mismo con la otra pierna.

A TENER EN CUENTA:

- Intentar no perder el equilibrio.
- Mantener el *core* fuerte.
- Evitar que las rodillas vayan hacia dentro.
- Controlar que la columna no se flexione.

SALTO, SENTADILLA
TRABAJAMOS: GLÚTEOS, CUÁDRICEPS Y GEMELOS

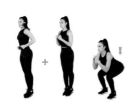

- Con los pies juntos, salta cuatro veces hacia un lado y hacia el otro y acaba saltando hacia delante en sentadilla. Recuerda mantener la espalda recta y los glúteos hacia atrás.
- Realiza los saltos y la sentadilla durante todo el tiempo de trabajo.

A TENER EN CUENTA:

- Controlar mucho la caída en sentadilla evitando que las rodillas se vayan hacia adentro.
- Al caer del salto, hacer el mínimo ruido posible, frenando el movimiento con los músculos para evitar cargar las articulaciones.

FLEXIÓN ONDA
TRABAJAMOS: PECHO, BRAZOS Y ESPALDA BAJA

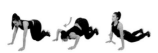

- Colócate en posición de flexión, pero con las rodillas apoyadas en el suelo. En lugar de realizar una flexión normal, baja suavemente, realizando una onda con el tronco superior, y vuelve a subir.
- Realiza este movimiento durante todo el tiempo de trabajo.

A TENER EN CUENTA:

- Evitar arquear la espalda. Tiene que estar totalmente recta y debe moverse en bloque.

PLANCHA CON GIRO
TRABAJAMOS: *CORE* Y HOMBROS

- Colócate en cuadrupedia sin que las rodillas toquen el suelo. Contrae el abdomen y mueve el cuerpo hacia un lado y hacia el otro, estirando la pierna y el brazo al girar.
- Realiza este movimiento durante todo el tiempo de trabajo.

A TENER EN CUENTA:

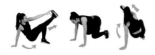

- El brazo que apoyamos en el suelo debe quedar bajo el hombro.
- Evitar que la columna se redondee.

FLEXIÓN LATERAL
TRABAJAMOS: BRAZOS Y TRÍCEPS

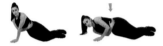

- Colócate de lado y con el brazo más cercano al cuerpo rodea el cuerpo. El otro, apóyalo en el suelo y, sin mover el tronco superior, flexiona y estira el brazo para hacer flexiones.
- Realiza este movimiento durante todo el tiempo de trabajo. Después, haz lo mismo hacia el otro lado.

A TENER EN CUENTA:

- Evitar que el trabajo lo haga la musculatura del tronco, tenemos que sentir el esfuerzo en los brazos.

COBRA
TRABAJAMOS: PECHO, BRAZOS, GLÚTEOS Y ESPALDA BAJA

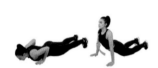

- Colócate boca abajo, con las manos apoyadas en el suelo y las piernas flexionadas.
- Después, desde el suelo, haz una flexión (sube y baja) y, finalmente, haz fuerza con las piernas hacia arriba, de manera que todo el tronco superior suba y baje. Realiza estos movimientos durante todo el tiempo de trabajo.

A TENER EN CUENTA:

- Evitar arquear demasiado la columna, especialmente si tenemos dolor lumbar.

PLANCHA, GIRO CÍRCULO
TRABAJAMOS: *CORE* Y MOVILIDAD DE HOMBROS

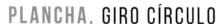
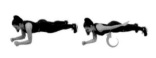

- Colócate en plancha, con la espalda recta y los codos apoyados en el suelo.
- Aprieta el abdomen y, sin perder el equilibrio ni moverte, estira uno de los brazos y haz un círculo. Después, apóyalo y haz lo mismo con el otro lado. Realiza estos movimientos durante todo el tiempo de trabajo.

A TENER EN CUENTA:

- Evitar que caiga la cadera, la columna debe mantenerse siempre neutra.

PLANCHA LATERAL DINÁMICA
TRABAJAMOS: *CORE*, BRAZOS Y MOVILIDAD DE CADERA

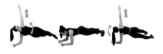

- Colócate en plancha, con la espalda recta y los codos apoyados. Apretando el abdomen, gira el cuerpo hacia un lado y hacia el otro, acompañando el movimiento con el brazo estirado.
- Intenta mantener la espalda recta y fuerte al girar, de manera que se mueva en bloque. Realiza este movimiento durante todo el tiempo de trabajo.

A TENER EN CUENTA:

- Evitar arquear o caer la espalda, debe mantenerse totalmente recta.

FLEXIÓN
TRABAJAMOS: PECHO Y BRAZOS

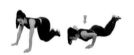

- Ponte de rodillas para hacer flexiones. Baja y sube con los brazos en ángulo de 90° y la espalda recta, manteniendo el cuerpo en bloque durante la subida y la bajada.
- Realiza este tipo de flexiones durante todo el tiempo de trabajo.

A TENER EN CUENTA:

- Evitar que la columna se arquee o que la cadera caiga hacia el suelo durante la flexión, para esto no podemos olvidarnos de contraer la musculatura abdominal.

EN CUADRUPEDIA, PIERNA ADELANTE Y ATRÁS
TRABAJAMOS: GLÚTEOS Y *CORE*

- En cuadrupedia, estira una de las piernas y muévela hacia delante y hacia atrás. Mantén el abdomen contraído y tu cuerpo estático, intentando no mover la cadera ni el tronco superior.
- Realiza este movimiento durante todo el tiempo de trabajo.

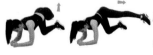

A TENER EN CUENTA:

- Evitar que la columna se arquee o que la cadera caiga hacia el suelo durante la flexión, para esto no podemos olvidarnos de contraer la musculatura abdominal.
- Al dar la patada atrás, mover solo la cadera para no arquear la zona lumbar; contrayendo los glúteos lo podemos controlar.

RUTINA
04

Rutina 4 de la segunda semana de entrenamiento. Sigue haciendo los ejercicios durante 25 segundos cada uno. Verás que ya debería empezar a ser más fácil seguir el ritmo, y si todavía no lo estás notando, no te desanimes, seguro que en la tercera semana te sientes muchísimo mejor, con más energía y más capacidad para aguantar con el entrenamiento. ¡Tú puedes!

SENTADILLA BRAZOS ESTIRADOS

En posición de sentadilla, desplaza la cadera hacia un lado y hacia el otro.

SENTADILLA NORMAL, MUEVO BRAZOS

De pie, baja haciendo una sentadilla y sube, acompañando el movimiento con los brazos.

SENTADILLA ABIERTA

Colócate en sentadilla con las piernas abiertas y haz movimientos cortitos arriba y abajo.

SENTADILLA ABIERTA, MOVIMIENTO TALÓN

Colócate en sentadilla abierta y ve levantando y bajando el talón de una de las piernas.

SENTADILLA, ZANCADA CON BRAZOS

Haz una sentadilla y acompáñala con un balanceo de brazos hacia atrás. Después, acaba en zancada.

SENTADILLA, BAJO Y SUBO

Realiza una sentadilla, bajando los glúteos hacia atrás, y acaba en plancha.

CÍRCULO PIERNA

Levanta y flexiona una de las piernas y realiza círculos hacia delante.

BAJO, PLANCHA, TOCO HOMBRO

Camina con las manos hasta quedarte en posición de plancha y tócate los hombros.

PUENTE DE GLÚTEOS

Sube y baja las caderas, contrayendo los glúteos.

PUENTE DE GLÚTEOS CON RODILLAS

Aguantando en puente de glúteos, abre y cierra las rodillas.

PUENTE DE GLÚTEOS MARCANDO TALONES

Aguantando en puente de glúteos y con los talones apoyados en el suelo, abre y cierra las rodillas.

PUENTE DE GLÚTEOS SUBIENDO PIERNA

Aguanta en puente de glúteos y mueve la pierna.

TRÍCEPS, ESTIRO PIERNA

En cuadrupedia invertida, haz flexiones de tríceps a la vez que subes la pierna.

TOCO AL LADO

Siéntate en el suelo con las piernas flexionadas y gira el tronco primero hacia un lado y después hacia el otro.

FLEXIÓN + ESTIRO A UN LADO

Haz una flexión, vuelve a la posición de plancha y gira el cuerpo hacia un lado y hacia el otro.

PLANCHA PIRÁMIDE

En posición de plancha, sube y baja la cadera, haciendo plancha pirámide.

RUTINA 4

25"/ejercicio	16 ejercicios x 3 rondas	Tiempo total: 20'

Esta es la segunda rutina de la **semana 2** de ejercicio. Son 16 ejercicios, y puedes realizar cada ejercicio durante 25 segundos. Es importante repetir la rutina tres veces. De esta forma, estarás haciendo 20 minutos de ejercicio físico. Recuerda que, si lo necesitas, puedes descansar 15 segundos entre ejercicio y ejercicio.

Puedes repetir la rutina por ejercicio, es decir, al finalizar un ejercicio, repetirlo ya las tres veces seguidas (sabiendo que, si lo necesitas, puedes descansar 15 segundos) o bien repetirlo por bloques, es decir, realizar todos los ejercicios, descansar unos 30 segundos, y volver a repetir todos los ejercicios. Así, tres veces. ¡Elige la opción que quieras!

EXPLICACIÓN DE LOS EJERCICIOS

SENTADILLA BRAZOS ESTIRADOS

TRABAJAMOS: GLÚTEOS, CUÁDRICEPS Y HOMBROS

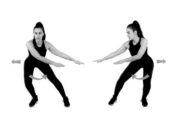

- Colócate en posición de sentadilla con las piernas abiertas y las puntas de los pies mirando hacia fuera. Con el abdomen contraído y aguantando en esta posición, mueve tu cadera a un lado y al otro acompañando el movimiento con los brazos.
- Cuando la cadera vaya hacia la derecha, los brazos dibujarán un semicírculo hacia la izquierda. Realiza este movimiento durante todo el tiempo de trabajo.

A TENER EN CUENTA:

- Evitar que las rodillas se vayan hacia dentro, tienen que mirar hacia el mismo lado que las puntas de los pies.
- No redondear la columna.

SENTADILLA NORMAL, MUEVO BRAZOS

TRABAJAMOS: CUÁDRICEPS, *CORE* Y HOMBROS

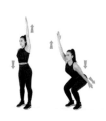

- De pie, separa los pies a la altura de los hombros y realiza una sentadilla. Asegúrate de que la espalda está recta y llevas los glúteos hacia atrás.
- Acompaña las sentadillas con movimientos de brazos arriba y abajo, alternados. Realiza este movimiento durante todo el tiempo de trabajo.

A TENER EN CUENTA:

- Mantener la columna bien alineada, que no se redondee la zona lumbar.
- Evitar que las rodillas se vayan hacia dentro.

SENTADILLA ABIERTA

TRABAJAMOS: ADUCTORES, CUÁDRICEPS, GLÚTEOS Y GEMELOS

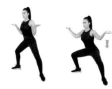

- Colócate en sentadilla con las piernas abiertas, la punta de los pies mirando hacia fuera y la espalda recta.
- En esta posición, haremos movimientos cortitos arriba y abajo mientras extendemos y flexionamos los brazos hacia fuera. Iremos haciendo este movimiento durante todo el tiempo de trabajo.

A TENER EN CUENTA:

- La espalda tiene que estar recta, y la musculatura abdominal, contraída.
- Las rodillas no deben irse hacia dentro, tienen que mirar hacia la misma dirección que las puntas de los pies.
- Mantener el abdomen contraído

SENTADILLA ABIERTA, MOVIMIENTO TALÓN

TRABAJAMOS: ADUCTORES, CUÁDRICEPS, GLÚTEOS Y GEMELOS

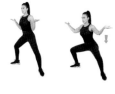

- Colócate en sentadilla abierta con la punta de los pies mirando hacia fuera.
- Mantén la espalda recta y, aguantando en esta posición, ve levantando y bajando el talón de una de las piernas durante todo el tiempo de trabajo.

A TENER EN CUENTA:

- La espalda tiene que estar recta, y la musculatura abdominal, contraída.
- Las rodillas no deben irse hacia dentro, tienen que mirar hacia la misma dirección que las puntas de los pies.

SENTADILLA, ZANCADA CON BRAZOS
TRABAJAMOS: CUÁDRICEPS, GLÚTEOS Y HOMBROS

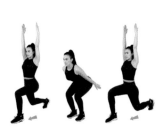

- De pie con las piernas abiertas a la altura de los hombros, realiza una sentadilla (mantén la espalda recta y los glúteos hacia atrás) y acompáñala con un balanceo de brazos hacia atrás.
- Después, da un paso hacia atrás con una de las piernas, haciendo una zancada, y acompaña el movimiento estirando los brazos hacia arriba.
- Realiza una nueva sentadilla y da el paso hacia atrás con la otra pierna. Ve realizando esta secuencia durante todo el tiempo de trabajo.

A TENER EN CUENTA:

- Evitar que el trabajo lo haga la musculatura del tronco, tenemos que sentir el esfuerzo en los brazos.

SENTADILLA, BAJO Y SUBO
TRABAJAMOS: CUÁDRICEPS, GLÚTEOS, *CORE* Y HOMBROS

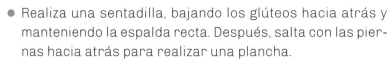

- Realiza una sentadilla, bajando los glúteos hacia atrás y manteniendo la espalda recta. Después, salta con las piernas hacia atrás para realizar una plancha.
- Saltando de nuevo, vuelve a la posición de sentadilla. Realiza sentadilla + salto colocándote en plancha durante todo el tiempo de trabajo.

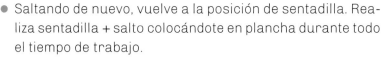
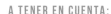

A TENER EN CUENTA:

- En la plancha, evitar que caiga la cadera, la columna debe mantenerse siempre neutra.
- En la sentadilla, evitar que las rodillas se vayan hacia dentro.

CÍRCULO PIERNA
TRABAJAMOS: CUÁDRICEPS, GLÚTEOS Y ADUCTORES

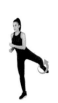

- De pie, levanta y flexiona una de las piernas y realiza círculos hacia delante, aguantando el equilibrio con la pierna de apoyo.
- Ve haciendo este movimiento durante todo el tiempo de trabajo.

A TENER EN CUENTA:

- El movimiento solo tiene que salir de la cadera.
- Contraer el abdomen y mantener la espalda recta.

BAJO, PLANCHA, TOCO HOMBRO
TRABAJAMOS: HOMBROS Y *CORE*

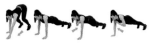

- Colócate de pie con las piernas separadas a la altura de los hombros, e, inclinando el cuerpo hacia delante, camina con las manos hasta quedarte en posición de plancha.
- Una vez en esa posición, tócate los hombros, primero con una mano y después con la otra. Finalmente, volveremos hacia atrás caminando con las manos y nos pondremos de pie para volver a bajar. Iremos haciendo esta secuencia durante todo el tiempo de trabajo.

A TENER EN CUENTA:

- Evitar que la cadera caiga al hacer la plancha. La espalda tiene que mantenerse neutra.

PUENTE DE GLÚTEOS
TRABAJAMOS: GLÚTEOS, ESPALDA Y ABDOMEN

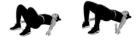

- Túmbate boca arriba en el suelo y flexiona las piernas cerca del cuerpo. Tus manos tienen que poder tocar los tobillos.
- En esta posición, sube y baja la cadera, contrayendo los glúteos, durante todo el tiempo de trabajo.

A TENER EN CUENTA:

- Alejar demasiado los pies puede hacer que no trabajen los glúteos y sintamos el trabajo en otras partes; mantenerlos debajo de las rodillas.
- También debemos pensar siempre en contraer los glúteos para evitar que se cargue la zona lumbar.

PUENTE DE GLÚTEOS CON RODILLAS
TRABAJAMOS: GLÚTEOS, ESPALDA Y ABDOMEN

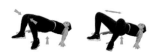

- Túmbate boca arriba en el suelo y flexiona las piernas cerca del cuerpo. Tus manos tienen que poder tocar los tobillos.
- En esta posición, sube y baja la cadera, contrayendo los glúteos, durante todo el tiempo de trabajo.

A TENER EN CUENTA:

- Alejar demasiado los pies puede hacer que no trabajen los glúteos y sintamos el trabajo en otras partes; mantenerlos debajo de las rodillas.
- También debemos pensar siempre en contraer los glúteos para evitar que se cargue la zona lumbar.

PUENTE DE GLÚTEOS MARCANDO TALONES
TRABAJAMOS: GLÚTEOS, ESPALDA Y GEMELOS

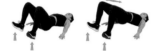

- Tumbado boca arriba en el suelo, flexiona las piernas y apoya los pies solo con los talones.
- Aguantando en esta posición, sube y baja la pelvis, contrayendo los glúteos, durante todo el tiempo de trabajo.

A TENER EN CUENTA:

- Alejar demasiado los pies puede hacer que los glúteos no trabajen y sintamos el trabajo en otras partes. Es importante mantenerlos debajo de las rodillas.
- También debemos pensar siempre en contraer los glúteos para evitar que se cargue la zona lumbar.

PUENTE DE GLÚTEOS SUBIENDO PIERNA
TRABAJAMOS: GLÚTEOS, ESPALDA Y CUÁDRICEPS

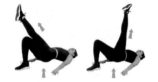

- Túmbate boca arriba en el suelo, flexiona una de las piernas y la otra estírala.
- Sube la pelvis y, aguantándola en esta posición (no te olvides de contraer los glúteos), sube y baja la pierna durante todo el tiempo de trabajo. Realiza lo mismo después con la otra pierna.

A TENER EN CUENTA:

- Alejar demasiado los pies puede hacer que los glúteos no trabajen y sintamos el trabajo en otras partes. Es importante mantenerlos debajo de las rodillas.
- También debemos pensar siempre en contraer los glúteos para evitar que se cargue la zona lumbar.

TRÍCEPS, ESTIRO PIERNA
TRABAJAMOS: TRÍCEPS Y CUÁDRICEPS

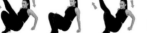

- En cuadrupedia invertida, estira y sube primero la pierna derecha y después la pierna izquierda.
- Al subir la pierna izquierda, haz una flexión de tríceps y, al subir la pierna derecha, haz una nueva flexión.

A TENER EN CUENTA:

- Mantener los hombros abajo y atrás, evitando que suban y se adelanten. Piensa en alejarlos de las orejas.
- Mantener la espalda recta.

TOCO AL LADO
TRABAJAMOS: *CORE*

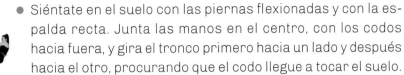

- Siéntate en el suelo con las piernas flexionadas y con la espalda recta. Junta las manos en el centro, con los codos hacia fuera, y gira el tronco primero hacia un lado y después hacia el otro, procurando que el codo llegue a tocar el suelo.
- Realiza este movimiento durante todo el tiempo de trabajo.

A TENER EN CUENTA:

- Mantener la espalda recta mientras rotamos el tronco hacia un lado y hacia el otro.

FLEXIÓN + ESTIRO A UN LADO
TRABAJAMOS: PECHO, BRAZO, HOMBROS, *CORE* Y MOVILIDAD DE CADERA

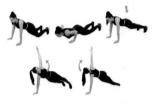

- Colócate en posición de plancha, apoyando las rodillas en el suelo (aunque también podrías realizarla normal, sin apoyar las rodillas).
- Realiza la flexión, sube las rodillas colocándote en plancha y gira el cuerpo hacia un lado, acompañando el movimiento con el brazo estirado.
- Después, vuelve a hacer una nueva flexión, pero esta vez girando el cuerpo hacia el otro lado. Realiza esta secuencia durante todo el tiempo de trabajo.

A TENER EN CUENTA:

- Mantener la espalda neutra, sin que caiga la cadera al hacer la flexión. El cuerpo se tiene que mover en bloque.

PLANCHA PIRÁMIDE
TRABAJAMOS: *CORE*, HOMBROS, ESPALDA E ISQUIOTIBIALES

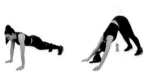

- En posición de plancha, con la espalda totalmente recta, el abdomen contraído y los brazos estirados, sube la pelvis hacia arriba, formando una pirámide, y vuélvete a colocar en plancha.
- Realiza este movimiento durante todo el tiempo de trabajo.

A TENER EN CUENTA:

- Intentar que la cadera no caiga hacia abajo al hacer la plancha.
- Asegurarse el estiramiento de la espalda al hacer la pirámide.
- Separar los dedos de las manos y apretar el suelo firmemente.

SEMANA
03

¡Estás en la tercera semana! Puede que hasta te parezca lejano ese momento en el que intentabas motivarte y, simplemente, ponerte en marcha. Y ahora arranca tu tercera semana, que te lleva al día veintiuno y a incorporar el hábito que te has propuesto. Así que ¡puedes estar orgulloso! Pero no olvides que nuestra meta no es llegar a los veintiún días, sino superarlos. Para consolidar el hábito hace falta un poco más de tiempo, y para ver resultados óptimos estaríamos hablando de ponernos una meta a tres meses vista. Creo que este es el tiempo que tendríamos que marcarnos para ver cambios reales en nuestro cuerpo. Pero, como hemos visto en este libro, superar nuestra primera pequeña meta de los veintiún días ya es un paso.

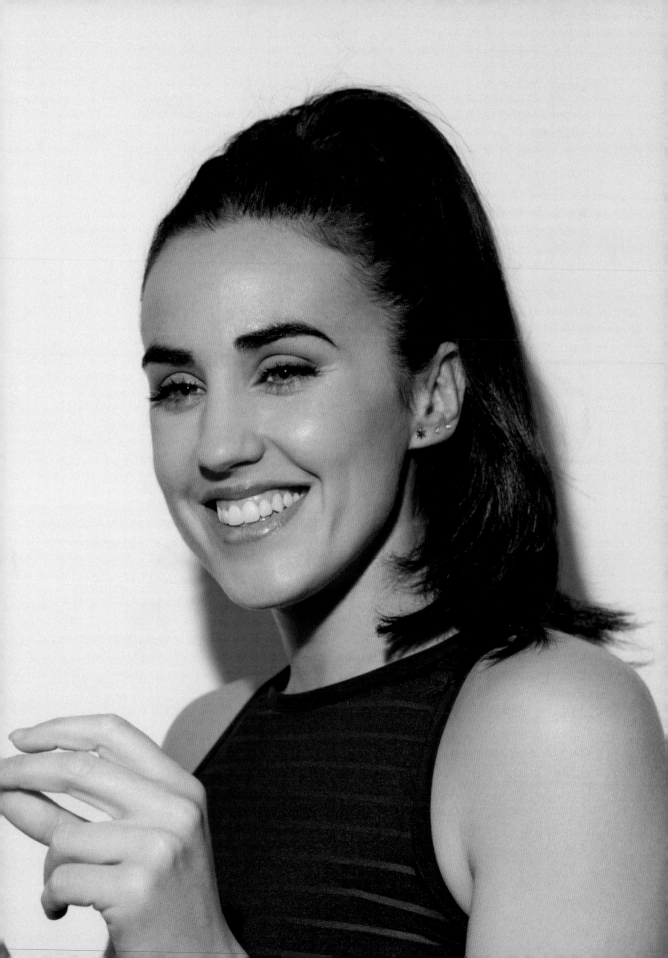

Bueno, por otro lado, si no notas los resultados que habías visualizado, no es el momento ni de desanimarte ni de interrumpir la rutina. **Recuerda que la pérdida de peso y el trabajo de las emociones no son algo progresivo, sino que pueden tener altos y bajos, y no por eso significa que estés haciendo las cosas mal o que tengas que abandonar**. Es el camino, estás haciendo posible poco a poco la construcción de tu mejor yo. En esta semana, es común que la paciencia no te sobre, porque todavía te cuesta motivarte o no has definido un horario o la rutina de ejercicios te sigue agobiando. Por eso es importante que no te rindas, y que acabes de incorporar bien el hábito, dándole un hueco en tu agenda.

Algunos continuáis con ganas, comprometidos, perdiendo peso y viendo vuestros primeros objetivos cumplidos. Otros tal vez no veáis que el camino se va haciendo. Para los que os sentís presionados, hay que buscar facilidad, porque no queremos abandonar.

No te plantees algo imposible. Por ejemplo, querer perder tres kilos o más, otra vez, esta semana. Por salud y por regla general, está recomendado perder entre 700 gramos y un kilo a la semana, aproximadamente. Además, sé consciente de que si estás compartiendo el proceso de pérdida de peso con alguien, hacéis deporte juntos y os motiváis juntos, puede que tengáis ritmos distintos y una predisposición diferente a la hora de ver cambios físicos.

Tu verdadero reto consiste en priorizar siempre tu propia felicidad.

Al final, lo que importa es estar físicamente bien y saludable más allá del peso. Y ser feliz en este sentido implica buscar ser realista y alejarnos de lo imposible, aceptándonos, queriéndonos. Nuestra prioridad principal tiene que ser siempre estar bien con nosotros mismos.

CURIOSIDADES...

QUÉ PUEDES HACER PARA SENTIRTE MÁS FELIZ

1. Observa lo que tienes y sé agradecido. Siéntete satisfecho con lo que tienes y valóralo.

2. Aprende a controlar y a cambiar tus pensamientos, tanto positivos como negativos. De esta forma, tus sentimientos también cambiarán. Recuerda que un pensamiento siempre va acompañado de un sentimiento. Si aprendemos a gestionarlo, nuestro estado de ánimo también cambiará. Por ejemplo, cuando te sientas mal, cambia ese mensaje negativo por uno positivo. Aprende a cambiar el chip de la manera que a ti te funcione.

3. Vive en el presente. Una de las cosas que nos afectan más son la ansiedad por pensar en cosas del pasado y el estrés originado por pensar en el futuro. Aprende a vivir en el presente, pensando en el aquí y ahora, y no dando más importancia a las cosas que realmente no la tienen.

4. Elimina los lastres. No arrastres mil y un problemas que tienen solución, y aprende a eliminar todo aquello de tu vida que no te aporta.

5. Aprende a quererte. No es malo sentirte bien contigo mismo. Está mal visto por la sociedad tener autoestima, pero no te culpes. En realidad, lo que debería ser normal es quererse, respetarse y valorarse.

6. Aprende de los errores. Ve cuando te equivocas, aprende a pedir perdón y a rectificar. No ser rencoroso te ayuda a ser mejor persona.

SI LO CREES, LO PUEDES CREAR

La verdad es que lo más complicado del proceso es convencerte de que lo vas a conseguir esta vez. Es un trabajo interior que supone mirar hacia delante. Sí, independientemente de lo que te haya pasado en otras ocasiones, deja el pasado ahí: en el pasado. Hoy es hoy, y con cada día hacemos el mañana.

Solo miraremos atrás si deseamos analizar lo que no hicimos bien, para poder cambiarlo, corregirlo, y no para remover el sentimiento de fracaso. Por ejemplo, por la mañana es útil apuntar afirmaciones, leer textos inspiradores que nos animen. Yo escucho *podcasts*. Y cada uno puede hacerlo para lo que se haya propuesto. Visualízalo, siente como si ya lo hubieras conseguido. En eso consiste la ley de la atracción, que ya muchos conocéis, y que se basa en visualizar todo aquello que deseamos. Y no te voy a engañar, no solo por visualizarlo lo vas a conseguir, pero hará que todo el proceso sea mucho más fácil. Y ese sentimiento va a servir de motor para que tires hacia delante. Te ayudará a romper las barreras de lo imposible y te proyectará hacia lo posible.

ERES QUIEN TÚ QUIERES SER

Muchas veces dudamos de quiénes queremos ser y nos preguntamos cómo podemos averiguarlo, cómo podemos explorar nuestro camino. Al dudar, podemos bajar la guardia y acabar siendo lo que los demás quieren que seamos o lo que ellos esperan de nosotros. Y si la persona que tienes a tu lado te llena de pensamientos negativos, como, por ejemplo, que no estás capacitado para lo que te propones, esa idea puede calar en ti e impedirte ser como tú quieres ser.

Pierdes un tiempo muy valioso cuando te confunden con esas creencias negativas. Por eso, es esencial que aprendas a escucharte y a identificar tus metas. Ya sabes que si necesitas cambios, será el momento de abandonar tu zona de confort, salir de la rutina y probar cosas nuevas. Como ejemplo, si queremos movernos más, un día podemos salir a caminar e invitar a nuestros amigos, algo que también serviría de paso como terapia mientras charláis en un ambiente relajado.

También es una buena idea preguntarte qué es lo que encuentras o buscas en una persona, pensar en alguien a quien te gustaría tener siempre cerca y que fuera tu referente. Observa cuáles son sus ideales, su historia, y trabaja con esta buena influencia para acercarte a tu meta, siempre de manera realista.

¡Muy importante! Evita repetirte frases como «yo soy así», porque te frenas, cuando en realidad todos **tenemos la capacidad de cambiar.**

Aprende a reflexionar para saber qué es lo que realmente te ilusiona, para comprender lo que quieres ser. Y después viene completar esa convicción con la idea de lo que quieres en la vida y lo que quieres conseguir. No me refiero a identificar algo, sino a saber cómo llevarlo a cabo. Se trata, en definitiva, de ver qué necesitamos para construir o llegar a ese resultado que tanto nos gusta, y no de hacer por hacer sin mejorar.

Yo misma dejé proyectos e ideas en el tintero porque aposté por mi plataforma y trabajé para desarrollarla. Por mucho que los que observan crean que te resulta fácil, apostar y luchar es un trabajo que implica esfuerzo y creer en uno mismo. Si sabes quién eres y adónde quieres ir, tu vida mejorará.

Vivir consiste en eso: priorizar, elegir unas cosas y dejar de lado otras. Así que te animo a que te escuches y encuentres lo que realmente quieres y quien realmente quieres ser, no lo que quieren o esperan los demás. Siempre es más fácil apostar por este camino, o dejarte llevar por lo que está bien visto o lo que todo el mundo hace. Busca dentro de ti, aunque eso pueda suponer una dificultad, sobre todo si es algo que hace tiempo que no haces, porque puedes tener la sensación de que no sabes lo que quieres. Hazlo aunque suponga invertir un tiempo y tener encontronazos contigo y con los demás.

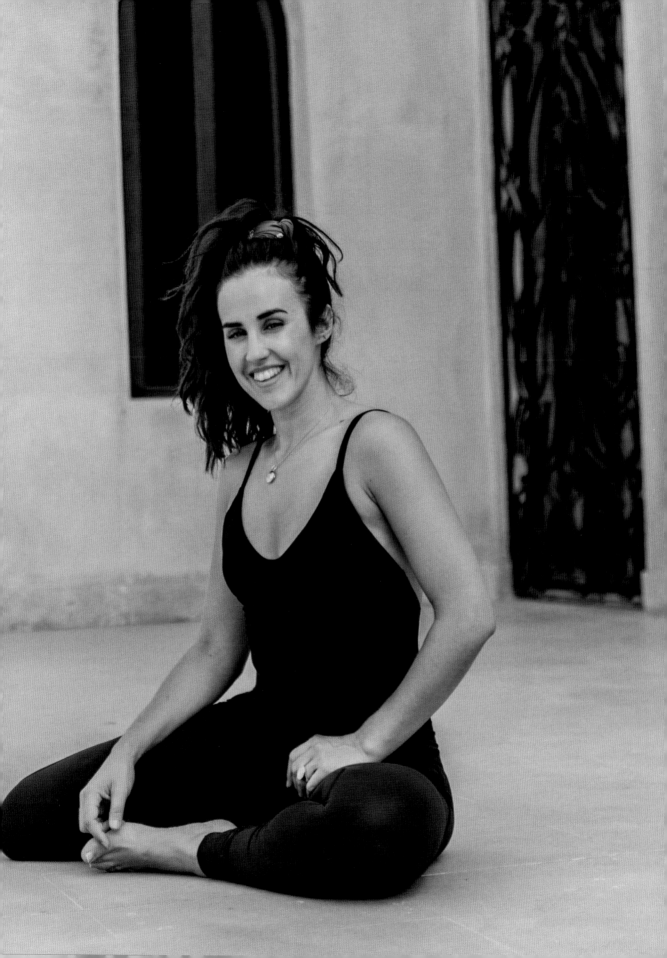

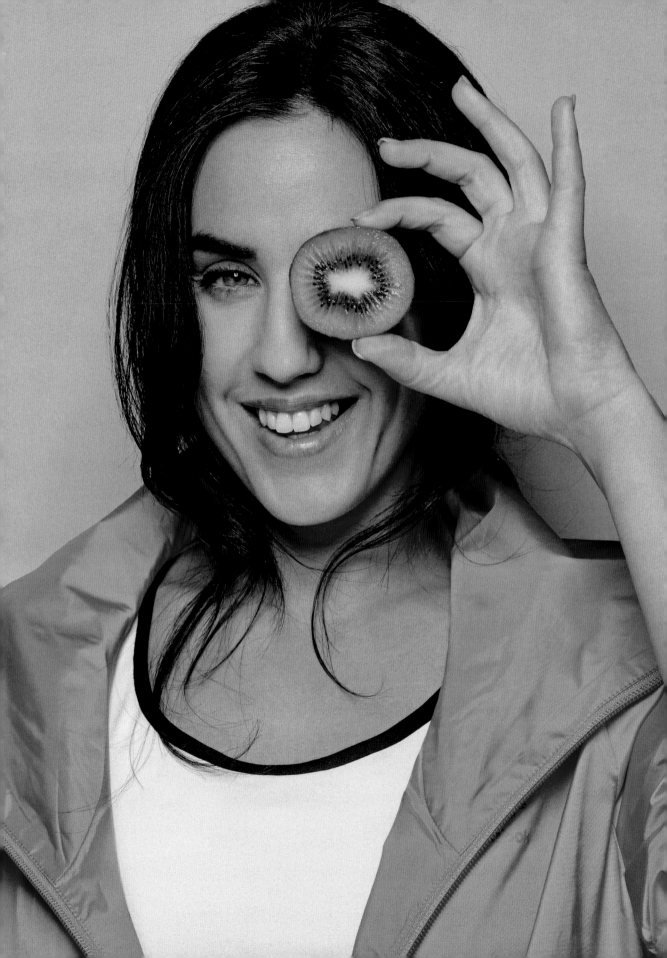

LA ALIMENTACIÓN ES VIDA

Si hay dos preguntas que me envían a menudo y que suelo aclarar en mis «Q&A: Patry responde» son «¿Qué comer antes y después de hacer ejercicio?» y «¿Es bueno entrenar en ayunas o después de comer?». Son preguntas bastante genéricas porque depende de qué parte del cuerpo vamos a entrenar, de la duración del entrenamiento, del sexo, de nuestro objetivo y del momento del día en que vamos a entrenar. En este apartado de la tercera semana, quiero daros algunos ejemplos y solucionar dudas en torno a estas cuestiones, dándoos muchas opciones para comer de forma saludable, tanto para antes de entrenar como para después.

Y es que seguir una alimentación sana no tiene por qué ser aburrido. ¡Así que tomad nota de los siguientes consejos! Y que no se os escapen.

¿QUÉ COMER ANTES DE ENTRENAR?

- Algo sano, que nos aporte la suficiente energía para rendir en el entrenamiento. Unos cuarenta y cinco minutos antes, te recomiendo comer algo con carbohidratos, que sean limpios, que sean sanos (un puñado de cereales integrales, una manzana, una pera, un plátano, la fruta que tengáis de temporada o una barrita...). También podéis ingerir algo de proteína. Una barrita que podéis preparar en casa sería una mezcla de avena, un poco de mantequilla de cacahuete y un plátano machacado. Lo mezcláis todo y lo metéis al horno. Luego dividís la masa y podéis consumir las barritas durante la semana.

- Un yogur con frutos secos, proteína, algún cereal o avena. O queso fresco batido, cien por cien rico en proteína, con fruta.

- Tortitas, que podéis preparar o comprar.

- Un bizcocho *fitness*: 100 ml de clara de huevo, 50 g de harina de avena, un poco de proteína y dos cucharadas de queso fresco batido. Metéis la mezcla en el horno o microondas.

- Si queréis perder peso, podéis tomar un preentreno, que os ayuda a quemar grasa y os aporta más energía para poder rendir. O solo un quemagrasas, que activa el metabolismo. No lo toméis después de las 18 o 19 horas u os costará dormir. La decisión de tomar suplementos depende de uno mismo y siempre bajo el consejo y la pauta que establezca un profesional. Estos suplementos están formulados con L-carnitina, cafeína, proteínas del suero de la leche, omega-3, aceite de coco, café o té verde, *Garcinia cambogia*..., y debes tener en cuenta tanto sus propiedades como sus contraindicaciones.

MÁS SUGERENCIAS
PARA COMER ANTES
DEL EJERCICIO FÍSICO

- *Smoothie* de coco, moca (café), almendras y proteína en polvo.

- *Porridge* con plátano y almendras laminadas.

- Tostada de pan integral con aguacate y huevo duro o pavo.

- Tostada de pan integral con mantequilla de cacahuete, semillas de chía y plátano.

- Tortitas de arroz con mantequilla de almendras.

- Tostada de aguacate con queso fresco.

- Huevo cocido, un puñado de anacardos y palitos de zanahoria.

- Si quieres ganar masa muscular, añade más pasta y arroz integral a tu dieta.

- Cuando la intensidad de la actividad es baja, como la de salir a caminar, elige frutas como melocotones, fresas, sandía, nísperos, pomelos.

- Cuando la actividad física dura más de una hora y es intensa y mantenida (correr, ir en bici), elige plátano, piña, uvas, albaricoques, cerezas o naranjas.

- Si la duración de la actividad es corta, toma manzana, pera, ciruela, higos, mandarinas, frambuesas o moras.

¿QUÉ COMER DESPUÉS DEL
ENTRENAMIENTO?

- Proteína para regenerar el músculo: un batido, una barrita, paté vegetal con pan de espelta o sobre una tostada de maíz.

- Si tu objetivo es ganar masa muscular o peso, puedes añadir carbohidratos, algo que también podrías hacer en caso de querer perder peso, pero controlando las cantidades. Por ejemplo, el paté con el pan de espelta ya sería suficiente, y también con una pieza de fruta.

MÁS SUGERENCIAS PARA COMER DESPUÉS DEL EJERCICIO FÍSICO

- Yogur desnatado y frambuesas.

- Un vaso de leche y un plátano.

- Tostada de atún y pan integral.

- Rebanadas de manzana con pavo al natural y queso fresco.

- Batido de proteínas con plátano y canela.

- Yogur con avena y miel.

- Un vaso de leche con cacao en polvo.

- Tostada de pan integral con atún, espinacas y hummus.

- Tortilla con aguacate.

- Yogur griego desnatado con miel.

- *Smoothie* de cúrcuma (plátano, frutos rojos, cúrcuma, agua y agave).

- Dátiles y mantequilla de semillas de girasol.

SOBRE MOVERTE EN AYUNAS O DESPUÉS DE COMER

La hora del desayuno. Si os levantáis y entrenáis justo después, surge la discusión. Se dice que es bueno entrenar sin haber desayunado porque los niveles de glucosa están más bajos y es más fácil quemar más grasa. Si has cenado bien, a lo mejor no es necesario que comas nada, a menos que vayas a un entrenamiento superintenso o de larga duración (de una hora y media a dos horas).

En todo caso, tienes que escuchar a tu cuerpo. Si entrenas y sientes que no rindes, come fruta o una barrita antes de entrenar, o lo que a ti te siente bien en ese momento. A mí, por ejemplo, por la mañana me cuesta mucho comer, pero tengo energía suficiente. Si he cenado bien, no hay ningún problema.

Avanza la mañana. Si vas a entrenar unos cuarenta y cinco minutos, y entre una y dos horas después de despertarte, deberías desayunar bien. Además, tendrás que dejar un margen de tiempo antes de entrenar para poder hacer bien la digestión.

A mediodía. Aconsejo hacerlo antes, porque si lo hacéis después, se puede tardar entre cinco y seis horas en hacer la digestión, y si el cuerpo está concentrado en digerir, no rendirás de la misma manera. Si ya han pasado dos o tres horas desde que comiste algo, mientras hayas desayunado bien no habrá problema.

Por la tarde. Si esperas de dos a tres horas después de comer, no hace falta que tomes nada de preentreno. Si hace más de cuatro horas que comiste y vas a entrenar antes de cenar, toma algo ligero unos cuarenta y cinco minutos antes del entreno para tener energía.

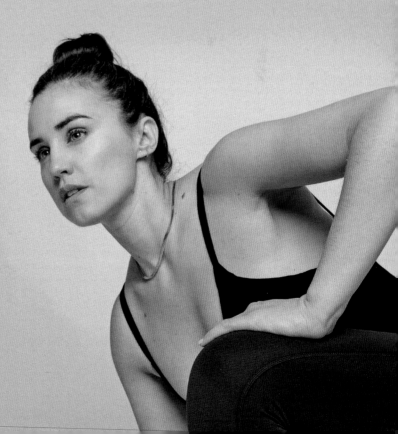

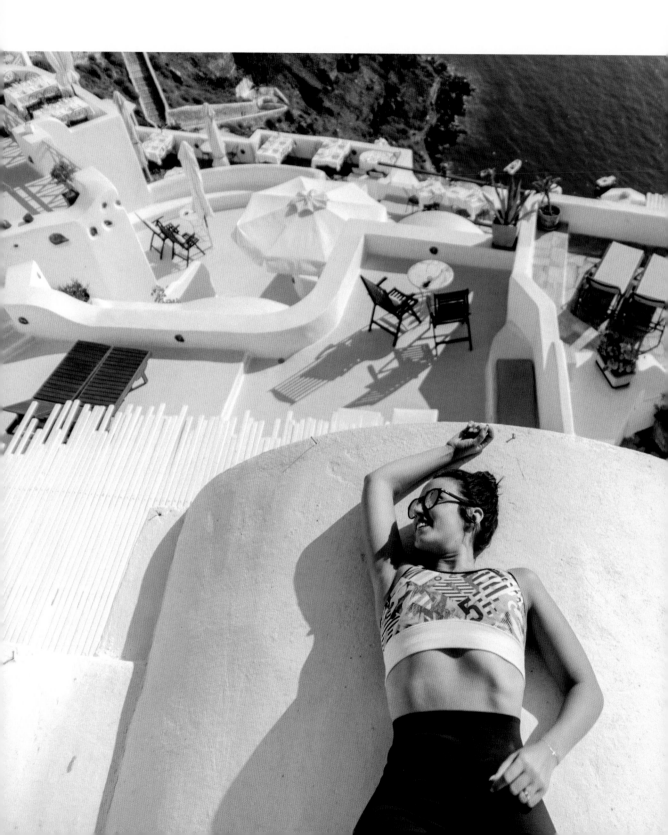

Tus reflexiones y el compromiso futuro

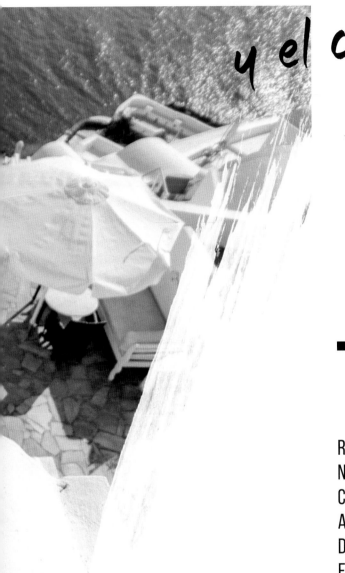

TRAS ESTAS ÚLTIMAS DOS SE-MANAS, PUEDES VALORAR DE MANERA MÁS CONCRETA ALGU-NOS ASPECTOS DE TU PLAN. TE RESULTARÁ MUY ÚTIL PARA DETERMI-NAR TU GRADO DE SATISFACCIÓN Y EL COMPROMISO CON TUS PRIORIDADES, ASÍ COMO PARA ENTRAR EN UNA FASE DE MANTENIMIENTO DEL NUEVO HÁBITO. ESTAS SON ALGUNAS DE LAS CUESTIO-NES SOBRE LAS QUE PUEDES REFLEXIO-NAR:

¿EN QUÉ HE MEJORADO?

I. ¿Qué he aprendido? ....

....

....

....

....

....

....

....

....

....

....

....

....

....

....

....

....

....

....

....

2. Los valores tangibles: más fuerza, flexibilidad, agilidad, pérdida de

peso, etc ....

....

....

....

....

....

....

....

....

3. Los valores intangibles: me siento más feliz, soy más constante, más

activo, etc. ....

....

....

....

....

....

....

....

....

....

ME COMPROMETO A...

1. Entrenar .... días por semana.

2. Hacer la rutina .... días por semana.

3. Cuando no me sienta inspirado/a, llamar a ese amigo o amiga deportista, leer este libro...

....

....

....

....

4. Otros: ....

....

....

....

....

....

....

....

....

....

....

....

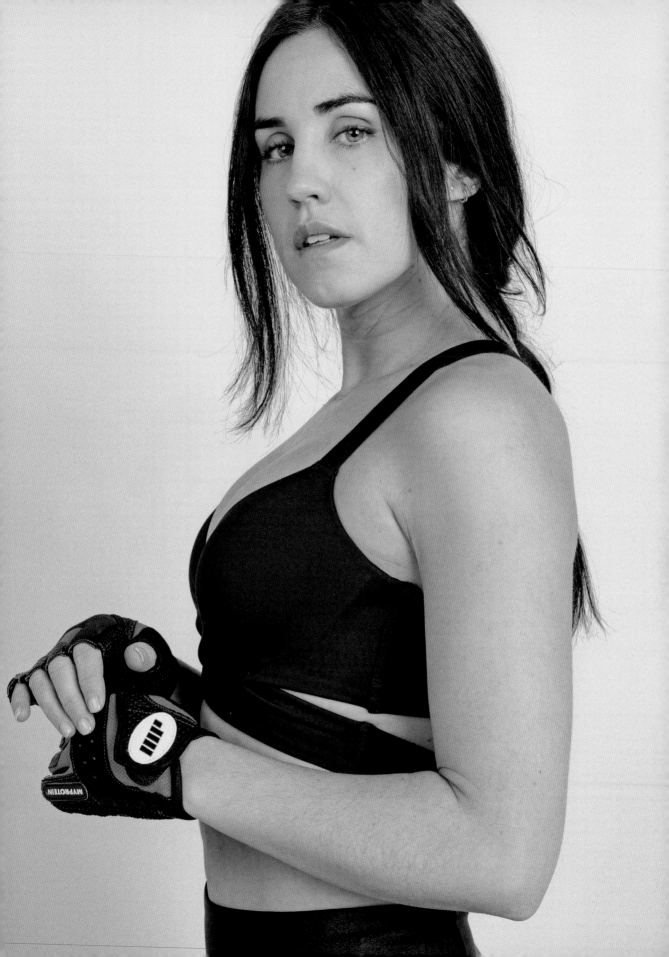

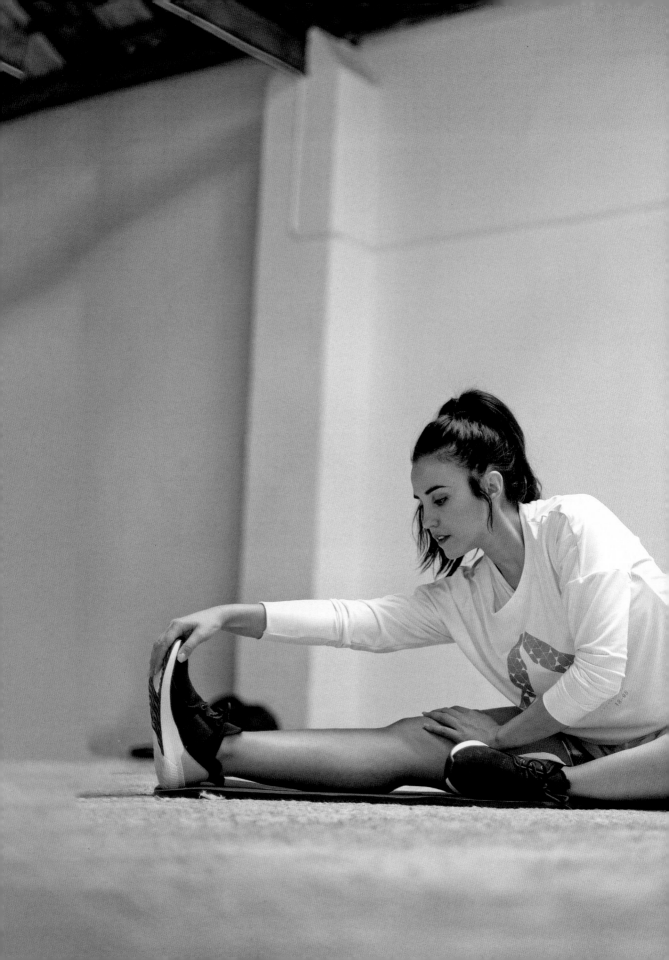

NO TE RINDAS

En la tercera semana nos atrevemos a subir la intensidad y a practicar todos los tipos de entrenamiento. Puedes alternar estas rutinas 5 y 6 con el HIIT (páginas 78-97), siempre teniendo en cuenta que es una rutina de alto impacto. Una inyección de energía que te hará subir las pulsaciones y trabajar con profundidad cada fibra de tu cuerpo. Eso sí, quien manda es la mente, así que no te olvides de decirte que tú puedes con todo. Si ya has llegado hasta aquí, ya tienes más de la mitad del recorrido hecho. No olvides que es una carrera de fondo, pero ya estás mucho más cerca de incorporar estos nuevos hábitos en tu vida. ¡A moverte!

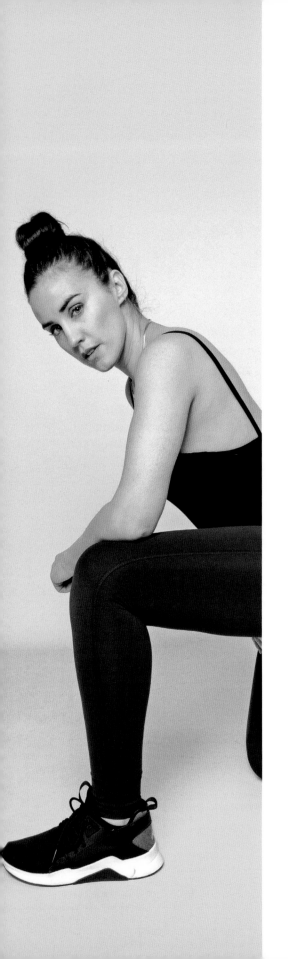

PLANTEAMIENTO

SEMANA 3

En la última semana te propongo dos rutinas de ejercicio diferentes compuestas también por 16 ejercicios cada una. Te recomiendo hacer las rutinas dejando dos días de descanso entre ambas, haciendo un HIIT el tercer día. Por ejemplo: lunes, rutina 5; jueves, rutina 6, y sábado, rutina HIIT.
Si quieres entrenar un día más, simplemente realiza la rutina 6 el miércoles, por ejemplo, y repite la rutina 5 el viernes. De manera que entrenarías lunes, miércoles, viernes y sábado HIIT.

Trabajaremos movimientos compuestos, más complejos y de más intensidad, que combinan la fuerza con el cardio. También aumentaremos los segundos a 30 por ejercicio, y seguiremos trabajando igualmente, y en algunos ejercicios, la movilidad.

Te recomiendo que sigas con los dos días de cardio moderado, después de la rutina, o bien en los días que no hagas el entrenamiento de fuerza. Pueden ser unos 30 minutos de cardio moderado: caminar, ir en bici, elíptica, nadar, etc., o bien alguna rutina de cardio moderado del canal de Gym Virtual.

Cada ejercicio lo haremos durante unos segundos determinados:

- Estiramientos y calentamiento: 30 segundos por ejercicio.
- Rutina 5 y 6: 30 segundos por ejercicio.
- HIIT: 30 segundos por ejercicio.

Cada rutina se debería repetir unas tres veces para mayor efectividad. De esta forma, entrenarás 24 minutos en cada entrenamiento.
Si lo necesitas, puedes descansar unos 15 segundos entre ejercicio y ejercicio.

La puedes repetir por ejercicio, es decir, al finalizar un ejercicio, repetirlo ya las tres veces seguidas (sabiendo que, si lo necesitas, puedes descansar 15 segundos) o bien repetirlo por bloques, es decir, realizar todos los ejercicios, descansar unos 30 segundos y volver a repetir todos los ejercicios. Así, tres veces. Yo te recomiendo que repitas el ejercicio tres veces seguidas.

ORGANIZACIÓN SEMANA 3

Aquí tienes el cuadro visual de cómo planificar tu semana de ejercicio:

LUNES		MARTES	MIÉRCOLES	JUEVES		VIERNES	SÁBADO		DOMINGO
CALENTAMIENTO	8'			CALENTAMIENTO	8'		CALENTAMIENTO	8'	
RUTINA 5 (x3)	24'			RUTINA 6 (x3)	24'	ENTRENO EXTRA OPCIONAL (RUTINA 5)	RUTINA HIIT	8'	
CARDIO (OPCIONAL)	30'			CARDIO (OPCIONAL)	30'		ESTIRAMIENTOS	8'	
ESTIRAMIENTOS	8'			ESTIRAMIENTOS	8'				

La idea es no estar más de dos días sin hacer ejercicio. Si ves que algún día no puedes cumplir con el entrenamiento, haz que tu día sea más activo y haz la rutina de HIIT, que no te llevará más de 8 minutos.

RUTINA
05

Vamos a por la penúltima rutina de la semana 3. No te olvides de que en los ejercicios donde solo trabajamos un lado o una pierna, después hay que realizar los del otro lado. Esfuérzate mucho, porque ya casi lo tienes, y seguro que ya lo tienes adquirido como un nuevo hábito. ¿Te animas a completar la tercera semana? ¡Venga!

ELEVACIÓN LATERAL

Sube y baja una de las piernas acompañando el movimiento con el brazo.

ZANCADA, SENTADILLA, ZANCADA

Haz una zancada a un lado, sentadilla, y haz otra zancada hacia el otro lado.

SENTADILLA PIERNAS ABIERTAS

Sube y baja en sentadilla con las piernas abiertas.

PLANCHA, SALTO

Salta a un lado y al otro y baja en plancha.

SALTO EN ZANCADA

Haz saltos cortitos en posición de zancada.

ABRO Y CIERRO, PESO MUERTO

Abre y cierra las piernas y baja el tronco superior hasta tocar el suelo.

ELEVACIÓN LATERAL, TOCO PARTE INTERNA

Toca a un lado, toca atrás y da una patada lateral.

ZANCADA ADELANTE Y ATRÁS

Haz zancadas hacia delante, primero con una pierna y después con la otra.

PLANCHA PIRÁMIDE, TOCO TOBILLO

En posición de plancha, eleva la cadera y tócate los tobillos, primero uno y después el otro.

FLEXIONES, DEJO CAER EL PESO

Baja haciendo una flexión y levanta el tronco superior, haciendo cobra.

PLANCHA, TOCO HOMBRO

En plancha, tócate el hombro y desplaza el brazo hacia fuera.

FLEXIONES ESTIRANDO BRAZOS

Haz flexiones estirando el brazo hacia arriba.

PUENTE DE GLÚTEOS Y SUBO PIERNAS

Boca arriba, sube y baja los glúteos y levanta las piernas hasta tocarlas con las manos.

PLANCHA LATERAL

Aguanta en plancha lateral.

PLANCHA CON GIRO TOCANDO PIE

En cuadrupedia invertida, gira el cuerpo hacia un lado y hacia el otro.

SUBO PIERNAS Y TOCO

Boca arriba, sube y baja las piernas estiradas, acompañando el movimiento con el brazo contrario.

RUTINA 5

30"/ejercicio	16 ejercicios x 3 rondas	Tiempo total: 24'

Esta es la primera rutina de la **semana 3** de ejercicio. Son 16 ejercicios, y puedes realizar cada ejercicio durante 25 segundos. Es importante repetir la rutina tres veces. De esta forma, estarás haciendo 24 minutos de ejercicio físico. Recuerda que, si lo necesitas, puedes descansar 15 segundos entre ejercicio y ejercicio.

Puedes repetir la rutina por ejercicio, es decir, al finalizar un ejercicio, repetirlo ya las tres veces seguidas (sabiendo que, si lo necesitas, puedes descansar 15 segundos) o bien repetirlo por bloques, es decir, realizar todos los ejercicios, descansar unos 30 segundos, y volver a repetir todos los ejercicios. Así, tres veces. Te recomiendo que sigas repitiendo los ejercicios por bloques.

EXPLICACIÓN DE LOS EJERCICIOS

ELEVACIÓN LATERAL

TRABAJAMOS: *CORE*, CUÁDRICEPS, GLÚTEOS Y HOMBROS

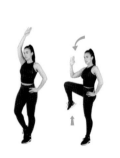

- De pie, flexiona una pierna y súbela y bájala de lado en ángulo de 90°, acompañando el movimiento con el brazo.
- Realiza este movimiento durante todo el tiempo de trabajo. No te olvides de realizarlo con la otra pierna.

A TENER EN CUENTA:

- Mantener la columna neutra durante todo el ejercicio.
- Apretar el abdomen a la hora de hacer la elevación de pierna.

ZANCADA, SENTADILLA, ZANCADA

TRABAJAMOS: CUÁDRICEPS Y GLÚTEOS

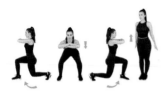

- Colócate de pie con las piernas separadas a la altura de los hombros y haciendo una sentadilla.
- Después, gira el cuerpo hacia un lado, flexionando las piernas y haciendo una zancada, vuelve al centro realizando una sentadilla, y gira el cuerpo hacia el otro lado.
- Realiza esta secuencia de movimientos durante todo el tiempo de trabajo.

A TENER EN CUENTA:

- La espalda tiene que estar recta, y la musculatura abdominal, contraída.

SENTADILLA PIERNAS ABIERTAS

TRABAJAMOS: ADUCTORES, CUÁDRICEPS Y GLÚTEOS

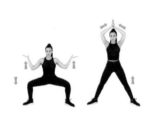

- Haz una sentadilla con las piernas abiertas y los brazos semiflexionados hacia los lados, y asegúrate de que la espalda está recta y la punta de los pies mira hacia fuera.
- Después, estira las piernas, estirando también los brazos hacia arriba.
- Realiza este movimiento durante todo el tiempo de trabajo.

A TENER EN CUENTA:

- La espalda tiene que estar recta, y la musculatura abdominal, contraída.

PLANCHA, SALTO

TRABAJAMOS: PECHO, BRAZOS, *CORE* Y CUÁDRICEPS

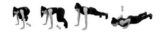

- Colócate en plancha, con la espalda recta, el abdomen contraído y los brazos estirados.
- A continuación, salta con los pies juntos a un lado y al otro, sin descontrolar el movimiento.
- Finalmente, baja todo el cuerpo al suelo y vuelve a subir, realizando una flexión. Sigue con esta secuencia durante todo el tiempo de trabajo.

A TENER EN CUENTA:

- No despegar las manos del suelo al hacer el salto.
- Bajar el cuerpo en bloque al hacer la flexión.

SALTO EN ZANCADA
TRABAJAMOS: CUÁDRICEPS Y GLÚTEOS

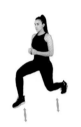

- Colócate con una pierna más adelantada que la otra, flexiónalas y realiza una zancada. Mantén la espalda recta.
- Aguantando en esta posición, haz saltitos durante todo el tiempo de trabajo. Después, realiza lo mismo con la otra pierna.

A TENER EN CUENTA:

- Evitar que la rodilla se vaya hacia dentro, tiene que estar alineada con el pie y con la cadera.
- Controlar que la columna no se flexione.

ABRO Y CIERRO, PESO MUERTO
TRABAJAMOS: GLÚTEOS, ISQUIOTIBIALES, HOMBROS Y GEMELOS

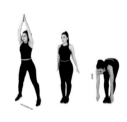

- Salta abriendo y cerrando las piernas, acompañando el movimiento con los brazos, e inclina el peso del cuerpo hacia delante, dejando caer los brazos.
- Sigue esta secuencia durante todo el tiempo de trabajo.

A TENER EN CUENTA:

- Flexionar ligeramente las rodillas a la hora de bajar en peso muerto.
- Controlar que la columna no se redondee.

ELEVACIÓN LATERAL, TOCO PARTE INTERNA
TRABAJAMOS: GLÚTEOS, CUÁDRICEPS Y ADUCTORES

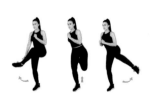

- De pie, sube una pierna y toca la parte interna con la mano.
- Después, estírala hacia el lado, abriéndola lateralmente, y, finalmente, flexiónala hacia atrás para tocar el pie con la mano.
- Realiza este movimiento durante todo el tiempo de trabajo. No te olvides de repetir el ejercicio hacia el otro lado.

A TENER EN CUENTA:

- La pierna tiene que elevarse primero hacia el lado, y después hacia delante y hacia atrás.
- Mantener la espalda recta.

ZANCADA ADELANTE Y ATRÁS
TRABAJAMOS: CUÁDRICEPS Y GLÚTEOS

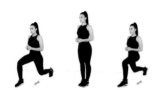

- Da un paso hacia delante, haciendo una zancada, vuelve al centro juntando los pies, y da un nuevo paso hacia atrás con la misma pierna que antes.
- Acuérdate de mantener la espalda recta.
- Realiza estos movimientos durante todo el tiempo de trabajo.

A TENER EN CUENTA:

- Evitar que al caer la rodilla se vaya hacia dentro, tiene que estar alineada con la cadera.
- Controlar siempre que la columna no se flexione.

PLANCHA PIRÁMIDE, TOCO TOBILLO
TRABAJAMOS: *CORE*, ESPALDA, MOVILIDAD DE CADERA Y HOMBROS

- Colócate en posición de plancha, con los brazos estirados, la espalda recta y el abdomen contraído.
- Después, levanta la cadera, haciendo una pirámide, y tócate el tobillo con la mano contraria. Regresa a la posición de plancha y haz lo mismo, pero con la otra mano.
- Realiza esta secuencia durante todo el tiempo de trabajo.

A TENER EN CUENTA:

- Mantener la columna neutra en la plancha, que no caiga la cadera.
- En la bisagra de cadera (pirámide), evitar que se redondee la espalda. El movimiento debe salir de la cadera.

FLEXIONES, DEJO CAER EL PESO
TRABAJAMOS: PECHO, BRAZOS Y HOMBROS

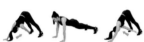

- Colócate en posición de plancha, con los brazos estirados, la espalda recta y el abdomen contraído.
- Después, baja todo el cuerpo hasta tocar completamente el suelo y coloca las manos en la nuca para realizar un ligero movimiento hacia arriba con la espalda y las piernas.

A TENER EN CUENTA:

- Mantener siempre la columna neutra, que no caiga la cadera al suelo al bajar en flexión.

PLANCHA, TOCO HOMBRO
TRABAJAMOS: *CORE* Y HOMBROS

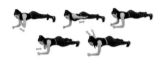

- Colócate en posición de plancha, con los brazos flexionados, la espalda recta y el abdomen contraído.
- Aguantando en esta posición y sin moverte, levanta un brazo para tocar el hombro y estíralo hacia el lado. Después, vuélvelo a apoyar y realiza lo mismo con el otro.
- Ve haciendo estos movimientos durante todo el tiempo de trabajo.

A TENER EN CUENTA:

- Mantener siempre la columna neutra, que no caiga la cadera al suelo al hacer la plancha.
- Apretar el abdomen fuerte al tocar el hombro.

FLEXIONES ESTIRANDO BRAZOS
TRABAJAMOS: PECHO, BRAZOS Y HOMBROS

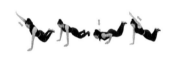

- De rodillas, realiza una flexión y, al subir, estira un brazo. Ve alternándolos a la vez que vas haciendo las flexiones (acuérdate de mantener la espalda recta).
- Flexión, subo brazo izquierdo, flexión, subo brazo derecho. Ve haciendo estos movimientos durante todo el tiempo de trabajo.

A TENER EN CUENTA:

- Bajar el cuerpo en bloque al hacer la flexión, que no caiga la cadera.

PUENTE DE GLÚTEOS Y SUBO PIERNAS
TRABAJAMOS: GLÚTEOS, *CORE*, HOMBROS Y ESPALDA BAJA

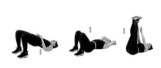

- Túmbate boca arriba y, sin despegar la espalda del suelo, lleva las piernas arriba para tocarlas con las manos.
- Después, vuelve a la posición inicial, y sube la pelvis contrayendo los glúteos. Realiza esta secuencia durante todo el tiempo de trabajo.

A TENER EN CUENTA:

- Mantener la espalda pegada al suelo al bajar y subir las piernas.
- Al hacer el puente de glúteos, no alejar demasiado los pies, porque puede hacer que sintamos el trabajo en otras partes.

PLANCHA LATERAL
TRABAJAMOS: *CORE* Y OBLICUOS

- Ponte de lado, en plancha lateral apoyándote con el antebrazo y sin que la cadera toque al suelo.
- Mantén la espalda recta y aprieta fuerte el abdomen, y aguanta aquí durante todo el tiempo de trabajo. Recuerda hacer lo mismo hacia el otro lado.

A TENER EN CUENTA:

- El cuerpo tiene que estar en una línea recta, desde las rodillas hasta los hombros.
- El brazo que apoyamos en el suelo debe quedar bajo el hombro.

PLANCHA CON GIRO TOCANDO PIE
TRABAJAMOS: *CORE* Y HOMBROS

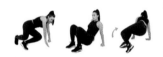

- Colócate en cuadrupedia invertida, sin que los glúteos toquen el suelo.
- Aguantando en esta posición, gira el cuerpo hacia un lado y hacia el otro durante todo el tiempo de trabajo.

A TENER EN CUENTA:

- El brazo que apoyamos en el suelo debe quedar bajo el hombro.
- Evitar que la columna se redondee.

SUBO PIERNAS Y TOCO
TRABAJAMOS: *CORE*, CUÁDRICEPS Y HOMBROS

- Túmbate boca arriba con las piernas estiradas sin tocar el suelo y los brazos estirados por detrás de la cabeza.
- A continuación, sin despegar la espalda del suelo y contrayendo el abdomen, sube una de las piernas acompañándola con el brazo contrario.
- Vuelve a la posición inicial y haz lo mismo con la otra pierna y el otro brazo. Sigue así durante todo el tiempo de trabajo.

A TENER EN CUENTA:

- No despegar la espalda del suelo.
- No descontrolar el movimiento.

RUTINA
06

¡Ya has llegado hasta aquí! Rutina 6 de la semana 3. Seguro que al principio no te hubieras imaginado que lo conseguirías, pero ya ves el poder que tienen la mente, el pequeño paso y, por supuesto, tu fuerza de voluntad. ¡Sigue adelante y no te detengas! Estoy muy orgullosa de ti y de lo que has logrado.

SENTADILLA, BAJO, ZANCADA

Pasa de sentadilla a plancha.

SENTADILLA, RODILLA

Levanta una rodilla, baja en sentadilla y levanta la otra rodilla.

ZANCADA LATERAL, RODILLA

Haz una zancada lateral y flexiona la pierna que estaba estirada. Haz lo mismo con la otra.

ESCALADOR

Lleva las rodillas al pecho, primero una y después la otra.

BURPEES

Salta arriba y baja hasta el suelo.

ZANCADA CON BRAZOS

Da un paso hacia atrás haciendo zancada y acompañando el movimiento con los brazos.

SENTADILLA, SALTO

Baja en sentadilla y salta arriba.

SENTADILLA, ZANCADA, PATADA

Baja en sentadilla, cruza una pierna por atrás para hacer una zancada en diagonal y da una patada.

ABDUCCIÓN DE CADERA CON PIERNA FLEXIONADA

Acostado de lado, desplaza hacia delante la pierna flexionada.

ABDUCCIÓN DE CADERA CON PIERNA ESTIRADA

Acostado de lado y con la pierna estirada, desplázala hacia delante y hacia atrás.

CÍRCULOS LENTOS

Acostado de lado, haz círculos lentos con la pierna.

CORTITOS

Acostado de lado, haz movimientos cortitos hacia el cuerpo con la pierna flexionada.

ESCALADOR + PIRÁMIDE

Lleva las rodillas al pecho y haz una plancha pirámide.

FLEXIONES DE TRÍCEPS

Baja haciendo flexiones de tríceps.

PLANCHA, GIRO A UN LADO Y AL OTRO

En posición de plancha, mueve el cuerpo hacia un lado y hacia el otro.

FLEXIONES Y GIRO

Baja haciendo una flexión, sube el cuerpo y gíralo hacia un lado y hacia el otro.

RUTINA 6

30"/ejercicio   16 ejercicios x 3 rondas   Tiempo total: 24'

Esta es la segunda rutina de la **semana 3** de ejercicio. Son 16 ejercicios, y puedes realizar cada ejercicio durante 30 segundos. Es importante repetir la rutina tres veces. De esta forma, estarás haciendo 24 minutos de ejercicio físico. Recuerda que, si lo necesitas, puedes descansar 15 segundos entre ejercicio y ejercicio.

Puedes repetir la rutina por ejercicio, es decir, al finalizar un ejercicio, repetirlo ya las tres veces seguidas (sabiendo que, si lo necesitas, puedes descansar 15 segundos) o bien repetirlo por bloques, es decir, realizar todos los ejercicios, descansar unos 30 segundos, y volver a repetir todos los ejercicios. Así, tres veces. Te recomiendo que sigas repitiendo los ejercicios por bloques.

EXPLICACIÓN DE LOS EJERCICIOS

SENTADILLA, BAJO, ZANCADA

TRABAJAMOS: CUÁDRICEPS, GLÚTEOS Y *CORE*

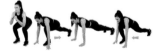

- Colócate en sentadilla, con la espalda recta y los glúteos hacia atrás. Da un paso hacia atrás, primero con una pierna y después con la otra, hasta quedarte en plancha.
- Después, da dos pasos hacia delante hasta quedarte de nuevo en sentadilla. Ve realizando estos movimientos durante todo el tiempo de trabajo.

A TENER EN CUENTA:

- Evitar que las rodillas vayan hacia dentro.
- Mantener la espalda siempre recta.

SENTADILLA, RODILLA

TRABAJAMOS: GLÚTEOS, CUÁDRICEPS, *CORE* Y HOMBROS

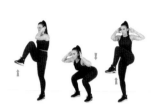

- Baja en sentadilla con las manos apoyadas en la nuca, asegurándote de tener los glúteos hacia atrás y la espalda recta.
- Después, ponte de pie levantando una pierna y tocando la rodilla con el codo. Vuelve a bajar en sentadilla y, al subir, sube la otra pierna, gira el cuerpo hacia el otro lado y toca la rodilla con el codo.

A TENER EN CUENTA:

- Evitar que las rodillas vayan hacia dentro.
- Contraer el abdomen al subir la rodilla.

ZANCADA LATERAL, RODILLA

TRABAJAMOS: CUÁDRICEPS, GLÚTEOS, ADUCTORES Y *CORE*

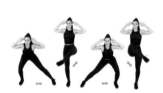

- Desplaza el peso del cuerpo hacia un lado, realizando una zancada lateral.
- Después, al subir, levanta una pierna y toca la rodilla con el codo contrario.
- Ve realizando este movimiento durante todo el tiempo de trabajo, primero con una pierna y después con la otra.

A TENER EN CUENTA:

- Mantener la rodilla mirando hacia delante, no debe ir hacia dentro.
- Contraer el abdomen al subir la rodilla.

ESCALADOR

TRABAJAMOS: *CORE* Y CUÁDRICEPS

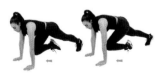

- En plancha, con los brazos estirados y la espalda recta, lleva las rodillas hacia el pecho, primero una y después la otra, durante todo el tiempo de trabajo.

A TENER EN CUENTA:

- Mantener la espalda recta, que no caiga la cadera hacia abajo.

BURPEES
TRABAJAMOS: GEMELOS, CUÁDRICEPS, GLÚTEOS Y *CORE*

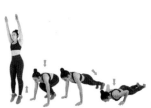

- Empezando de pie, baja el cuerpo hasta apoyar las manos en el suelo y da dos pasos hacia atrás, primero con una pierna y después con la otra, hasta quedarte en plancha.
- Después, realiza dos pasos hacia delante, deshaciendo lo que has hecho, y, al juntar los pies en el centro, da un salto hacia arriba. Ve realizando *burpees* durante todo el tiempo de trabajo.

A TENER EN CUENTA:

- Arquear la columna o mirar al frente al ponerte en la posición de pie y manos en el suelo.
- Flexionar la columna o no apoyar los talones al caer a la posición de sentadilla.
- No estirar el cuerpo completamente en la posición final del ejercicio.

ZANCADA CON BRAZOS
TRABAJAMOS: CUÁDRICEPS, GLÚTEOS Y HOMBROS

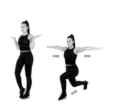

- De pie, da un paso hacia atrás, haciendo una zancada, manteniendo la espalda recta.
- Al flexionar las piernas; estira los brazos hacia los lados y, al subir de nuevo, recógelos. Realiza zancadas durante todo el tiempo de trabajo. No te olvides de hacer el ejercicio con la pierna contraria.

A TENER EN CUENTA:

- Evitar llevar el peso al pie de delante, repartirlo entre ambos pies.
- Evitar que las rodillas vayan hacia dentro.

SENTADILLA, SALTO
TRABAJAMOS: CUÁDRICEPS, GLÚTEOS Y GEMELOS

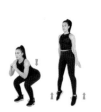

- Colócate de pie, con las piernas separadas a la altura de los hombros.
- Baja en sentadilla, tirando los glúteos hacia atrás y manteniendo la espalda recta y, al subir, da un salto. Cuando caigas, realiza una nueva sentadilla.
- Ve realizando la sentadilla con salto durante todo el tiempo de trabajo.

A TENER EN CUENTA:

- Evitar que las rodillas se vayan hacia dentro al caer.

SENTADILLA, ZANCADA, PATADA
TRABAJAMOS: GLÚTEOS, CUÁDRICEPS Y MOVILIDAD DE CADERA

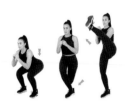

- Realiza una sentadilla, da un paso hacia atrás haciendo una zancada y, después, lleva la pierna con la que has dado el paso hacia delante haciendo un medio círculo.
- Ve realizando durante todo el tiempo de trabajo sentadilla, zancada y patada. Recuerda repetir el ejercicio con la otra pierna.

A TENER EN CUENTA:

- Mantener contraída la musculatura abdominal para evitar que se extienda la zona lumbar.

ABDUCCIÓN DE CADERA CON PIERNA FLEXIONADA
TRABAJAMOS: GLÚTEOS, ADUCTORES Y CUÁDRICEPS

- Estírate de lado con las piernas flexionadas. La pierna que está más alejada del suelo la iremos llevando hacia delante y hacia atrás durante todo el tiempo de trabajo.
- Intenta mantener el abdomen contraído, y realiza el movimiento de forma controlada.

A TENER EN CUENTA:

- Al dar la patada, mover solo la cadera para no arquear la zona lumbar.
- Contraer los glúteos para evitar que se sobrecargue la zona lumbar.

ABDUCCIÓN DE CADERA CON PIERNA ESTIRADA
TRABAJAMOS: GLÚTEOS, ADUCTORES Y CUÁDRICEPS

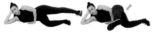

- Estírate de lado con las piernas flexionadas. La pierna que está más alejada del suelo la iremos llevando hacia delante y hacia atrás, pero esta vez estirada completamente, durante todo el tiempo de trabajo.
- Al mover la pierna, controla el movimiento y contrae el abdomen.

A TENER EN CUENTA:

- Al hacer el movimiento de pierna, mover solo la cadera para no arquear la zona lumbar.
- Contraer los glúteos para evitar que se sobrecargue la zona lumbar.

CÍRCULOS LENTOS
TRABAJAMOS: GLÚTEOS, ADUCTORES Y CUÁDRICEPS

- Estírate de lado con las piernas flexionadas. La pierna que está más alejada del suelo la subiremos e iremos haciendo círculos de manera lenta y controlada durante todo el tiempo de trabajo.

A TENER EN CUENTA:

- Al hacer el círculo, mover solo la cadera para no arquear la zona lumbar.
- Contraer los glúteos para evitar que se sobrecargue la zona lumbar.

CORTITOS
TRABAJAMOS: CUÁDRICEPS, GLÚTEOS Y ADUCTORES

- Estírate de lado con las piernas flexionadas. Lleva la pierna que está más alejada del suelo hacia el pecho, y haz movimientos cortitos arriba y abajo durante todo el tiempo de trabajo.

A TENER EN CUENTA:

- Al hacer los movimientos cortitos, mover solo la cadera para no arquear la zona lumbar.
- Contraer los glúteos para evitar sobrecargar la zona lumbar.

ESCALADOR + PIRÁMIDE
TRABAJAMOS: *CORE*, HOMBROS, CUÁDRICEPS Y ESPALDA

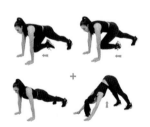

- Colócate en plancha, con los brazos estirados y la espalda recta.
- Aguantando en esta posición, lleva las rodillas hacia el pecho, primero una y después la otra, y, finalmente, acaba el ejercicio en pirámide.
- Vuelve a la plancha inicial y empieza la secuencia de nuevo durante todo el tiempo de trabajo.

A TENER EN CUENTA:

- Evitar descontrolar el movimiento.
- Evitar arquear la espalda; debe mantenerse recta.

FLEXIONES DE TRÍCEPS
TRABAJAMOS: TRÍCEPS

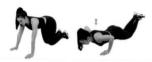

- Colócate de rodillas con la espalda recta y los brazos estirados, cerca del cuerpo. Ve subiendo y bajando haciendo flexiones de tríceps.
- Es importante mantener los codos pegados al cuerpo para trabajar esta zona.

A TENER EN CUENTA:

- Intentar no arquear la espalda. Tiene que estar totalmente recta y moverse en bloque.
- Pegar los brazos al lado del cuerpo para trabajar los tríceps al hacer la flexión.

PLANCHA, GIRO A UN LADO Y AL OTRO
TRABAJAMOS: *CORE*

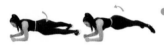

- Colócate en posición de plancha, con la espalda recta y los antebrazos apoyados en el suelo.
- Aguantando en esta posición y contrayendo el abdomen, mueve la cadera a un lado y al otro durante todo el tiempo de trabajo, manteniendo el resto del cuerpo fuerte y estático.

A TENER EN CUENTA:

- Mantener la espalda recta, evitando que caiga la cadera al hacer el movimiento.

FLEXIONES Y GIRO
TRABAJAMOS: TRÍCEPS, *CORE* Y HOMBROS

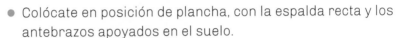

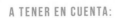

- Colócate de rodillas con la espalda recta y los brazos estirados, cerca del cuerpo.
- Ve subiendo y bajando haciendo flexiones de tríceps. Al subir, estira el brazo y gira el cuerpo, primero hacia un lado y después hacia el otro, de manera que hagas flexión, giro a un lado, flexión, giro al otro. Es importante mantener los codos pegados al cuerpo para trabajar los tríceps.

A TENER EN CUENTA:

- Mantener los brazos al lado del cuerpo para hacer las flexiones trabajando tríceps.
- Mantener la espalda recta y en bloque al hacer la flexión.
- Tener el cuerpo alineado al hacer la plancha lateral.

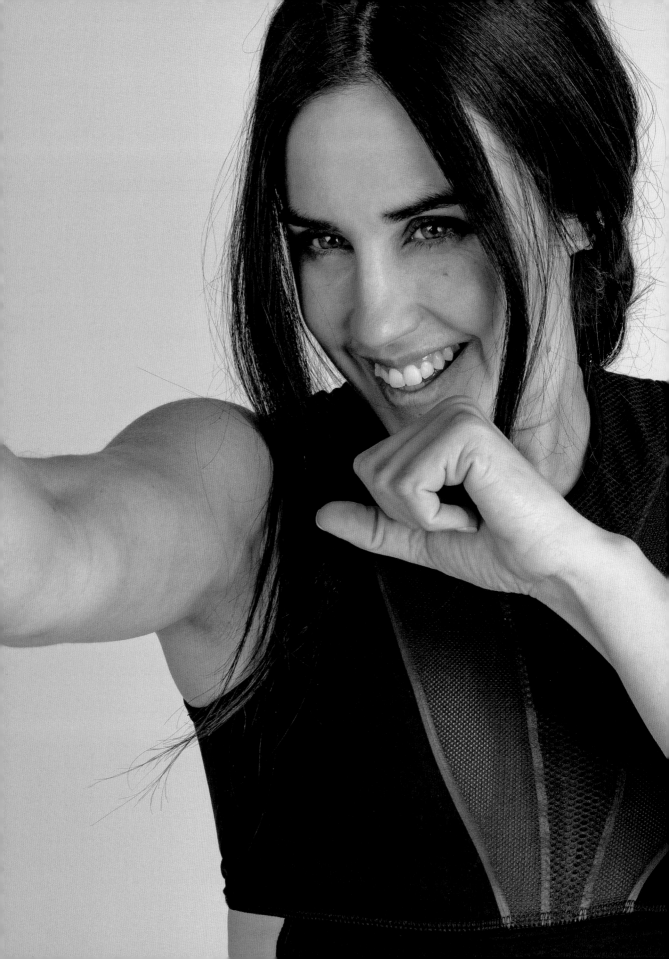

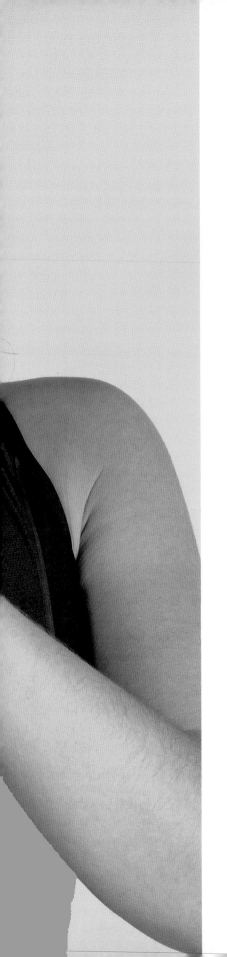

CONCLUSIONES

Y AHORA ¿QUÉ? MIS PAUTAS PARA SEGUIR UN NUEVO ESTILO DE VIDA

Estas tres semanas son el principio de tu nueva vida. Mira hacia atrás y siéntete bien, realizado y orgulloso de haber empezado y superado estos veintiún días. Tus primeros veintiún días, en los que has vivido sensaciones buenas y malas, e incluso contradictorias, y que ahora dan sus frutos. Tal vez te des cuenta de que subes las escaleras de tu casa mucho más rápido o, en el caso de que tengas sobrepeso, descubras que vivir cansado no era normal. Y ahora te preguntarás: «¿¡Cómo no lo he hecho antes!?».

Eso es estupendo. Ahora bien, lo bueno comienza en este momento, que es cuando debes prolongar el hábito. Y para hacértelo más fácil, te propongo estas pautas:

¿CUÁL ES EL PLAN PARA MI FUTURO?

- *Una rutina para toda la vida.* Una vez incorporados los cambios en nuestro día a día, lo importante es mantenerlos a lo largo de nuestra vida. Al principio tal vez entrenamos cinco días, pero con el tiempo puede que con dos o tres días sea suficiente. Continuaremos con el estilo de vida adquirido, pero evitaremos la intensidad, porque conviene dosificar y no abandonar.

  - *Para conseguir un cambio físico se necesitan como mínimo tres meses.* Todo depende de cuál sea tu objetivo. Solo ten muy en cuenta que estas tres semanas te enseñan a asimilar un hábito, que ahora debes mantener a largo plazo. Para ello, los calendarios que encontrarás en mis canales pueden servirte.

  - *Recuerda tu compromiso revisando los trucos e ideas que te he propuesto.* En especial, en el caso de los ejercicios y de las pautas de alimentación. Puedes repetir lo que te haya resultado útil. Por ejemplo, en el plan tienes siete ejercicios que haces al principio y al final, para comprobar tus mejoras. Te servirán para ver todo lo que has hecho durante estas tres semanas y para analizar cómo te has sentido con cada ejercicio. Puedes regresar a los ejercicios más básicos, que al principio te parecían difíciles, y repetirlos.

  - *Pon orden en tu vida.* Una buena estrategia es fijar fechas. En las tareas del día es importante mejorar la organización sin que esto nos despierte estrés o sentimientos negativos. Busquemos siempre lo fácil para progresar.

● *Los puntos clave: ejercicio, alimentación, sueño y entrenamiento mental (creencias, expectativas, prioridades y no compararse con los demás).* Funcionan según las prioridades personales. Unos priorizan el descanso; otros, trabajar; otros, exprimir cada día al máximo. Yo creo que somos la única generación, o, por lo menos, la primera, que recibe tantos impactos constantes. Nadie se ha sometido a tanta información, a tantos estímulos. Todo esto puede estresarnos, porque ahora todo es muy inmediato y no estamos acostumbrados. Y puede complicar el mantenimiento de los buenos hábitos. Sin embargo, es necesario que nos concedamos descansos: apagar el móvil, comer con tranquilidad. No pasa nada por que no estemos todo el rato pendientes de las pantallas. En mi caso, por ejemplo, antes saturaba mi agenda, hacía muchas cosas durante el día y aun así me iba a dormir preocupada y no me sentía bien porque creía que no había hecho lo suficiente. Este círculo vicioso causa frustración. Si lo haces así, al final nunca acabas satisfecho. Con el tiempo he aprendido a gestionarme mejor y a ponerme metas ejecutables durante el día, no cosas imposibles.

● *Desconecta.* Aprende a decirte «hasta aquí» y a aceptar tus límites de cada día. Está claro que nunca acabaremos, por eso es mejor no obsesionarse. Yo vivo en un flujo constante de acabar y empezar proyectos. Poner fuerzas, ganas y pasión es preciso, pero también lo es controlar las energías y no dejar otros temas importantes por el camino.

● *Hazlo ahora, sin miedo.* A veces no ponemos orden en nuestra vida por miedo, o no hacemos determinadas cosas porque tememos fracasar, o que nos rechacen, o que piensen mal de nosotros. El miedo siempre está presente, por eso tenemos que aprender a combatirlo. Si nos dejamos vencer por él, no haremos cambios reales.

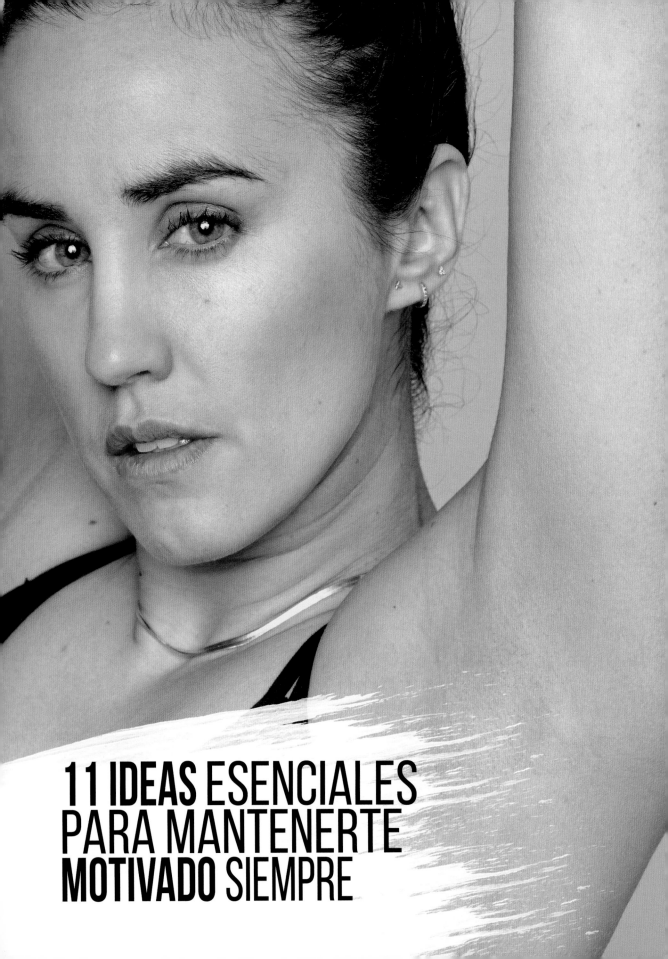

11 IDEAS ESENCIALES PARA MANTENERTE MOTIVADO SIEMPRE

1.

TÚ CONTROLAS TU VIDA Y TUS DECISIONES, Y PROBABLEMENTE ESE «*mejor* MOMENTO» QUE ESTÁS ESPERANDO NO VA A LLEGAR

Así que empieza. Ponte en acción con lo que tengas y con lo que puedas, pero no te lo pienses demasiado, porque los impedimentos te los pones tú. Recuerda que el mejor momento no va a llegar, así que no lo estés esperando. Encuentra ese rato para ti aunque te cueste. Nadie lo hará por ti, ¡así que ve a por todas!

2.
REPÍTETE
UNA Y OTRA
VEZ
NUESTRO
lema
«YO PUEDO
CON TODO»

Parece una tontería, pero es muy importante automotivarse, porque muchas veces estamos desanimados y no conseguimos nuestros objetivos porque no creemos en nosotros mismos y pensamos: «No voy a poder», «No voy a ser capaz», «No estoy preparado», «No tengo la motivación», etc.

Cambia el «no» por el «yo puedo con todo». Esa es la clave. Al final tienes que dedicarte un tiempo, tienes que mimarte y tienes que saber que todo lo que tú quieras conlleva un sacrificio. Si realmente quieres, vas a tener que hacer cambios en tu vida. Tú controlas lo que puedes y lo que no. Y tú te marcas tus propios límites. Quizá no te estás dedicando a ti mismo como deberías, no te respetas lo suficiente o antepones todo y a todo el mundo a tus necesidades. Y eso luego pasa factura.

3.
NO TE VAYAS A DORMIR NI TE DESPIERTES SIN UN « *gracias* », VALORA LO QUE TIENES Y QUIÉRETE TAL COMO ERES

Y cuando tengas un problema o estés desmotivado y necesites subirte el ánimo, recuerda el «yo puedo con todo y sé que nadie lo hará por mí». Porque al final, si no lo haces tú, no se hará solo. Recuerda ser agradecido con lo que tienes, valorarlo y quererte mucho.

4.
ES IMPORTANTE
TENER OBJETIVOS
CLAROS,
REALISTAS Y A
corto
PLAZO

Porque si te marcas un objetivo muy ambicioso y a largo plazo, es difícil que vayas viendo los resultados o vayas sintiendo que los estás alcanzando. Ser ambicioso está bien, pero también es importante ser precavido y no querer abarcar más de lo que se puede. Lo fundamental es marcarte metas a corto plazo, alcanzables y realistas. Y que con cada pequeño logro, te sientas cada día con más energía y con ganas de más.

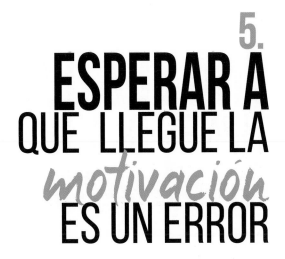

5.
ESPERAR A
QUE LLEGUE LA
motivación
ES UN ERROR

Empieza y la motivación ya llegará, porque ya tendrás el hábito adquirido. Al ver que te encuentras mejor y que notas cambios físicos, te sentirás mejor y estarás más saludable. Los primeros veintiuno van a ser los más duros, pero una vez pasado ese tramo, verás que poco a poco todo será más fácil. Y si no lo es, no te preocupes. Quizá necesitas unos días más para acabar de hacer la adaptación. Recuerda que un hábito se incorpora en veintiún días; en treinta, se adquiere, y en sesenta y seis, se asimila y automatiza.

6.
UNA VEZ QUE
TIENES CLAROS
LOS *objetivos*,
NECESITAS UN
PLAN,

un «¿qué hacer?» durante el día, la semana y el mes; planear tus obligaciones y rutinas de una manera simple. Recuerda que puedes utilizar una libreta o la forma en la que te vaya mejor anotar tus próximos pasos hacia ese objetivo. No olvides que tienen que ser lo más explícitos posible, claros y concisos para que te sean de ayuda.

10.
CELEBRA LOS PEQUEÑOS LOGROS, NO TE *castiques* SI TE SALTAS ALGUNA PAUTA

Hay que hacer un reinicio, ver lo que has hecho mal y pensar en positivo: mañana te superarás. Esa es la idea. Si ves que has cumplido, prémiate, ve de compras, toma un baño caliente, pide un masaje. No solo hay que premiarse con los objetivos visibles, sino también cuando sabemos que vamos por el buen camino.

9.
EMPIEZA POCO A POCO, NO HACE FALTA DARLO TODO DESDE EL principio

Empezar de forma progresiva es fundamental para ir incorporando poco a poco esos nuevos hábitos en tu vida. Piensa que si lo quieres abarcar todo y cambiar todo de golpe, puedes saturarte y abandonar a la primera de cambio. Lo que digo siempre: poco a poco y sin prisa, pero sin pausa.

8.
VISUALÍZATE
COMO SI YA
LO HUBIESES
conseguido

Integra esa sensación desde el primer día, porque, en realidad, cuando ya has empezado, cada vez estás más cerca de
tu objetivo y tarde o temprano tiene que llegar. Piensa en el
poder del pequeño paso que te llevará hasta tu meta. ¿Cuánto
deseas conseguirlo? Imagínate consiguiéndolo, y estarás muy
cerca de tenerlo.

7.
NO CALIFIQUES EL DEPORTE COMO UN SUFRIMIENTO Y DISFRUTA DE CADA GOTA DE *sudor* COMO SI FUERA ALGO QUE ESTÁS HACIENDO PARA TI

No lo hagas con desgana, porque será más complicado. Ponte música que te guste, intenta hacer ejercicios que te entretengan y, si te gusta hacer ejercicio acompañado, invita a alguien y compártelo. Aprende a disfrutar del camino, porque es mucho más divertido que el resultado. Encuentra algo que te motive o un deporte que te guste, y verás que todo es mucho más fácil.

11.
POR ÚLTIMO, INTENTA RODEARTE DE GENTE QUE QUIERA LO MEJOR PARA TI Y QUE TENGA LOS MISMOS objetivos,

o que no te esté troleando todo el día diciéndote que comas esto o aquello. Te complican la vida. En mi página web de la comunidad Gym Virtual, personas positivas suben sus fotos y vídeos de rutinas o recetas. Eso te puede ayudar a no sentirte solo en el proceso. Haz saber al mundo que tú también estás luchando por conseguir tu objetivo.

¿QUÉ HACER DESPUÉS?

¡Has llegado hasta aquí y solo puedo darte la enhorabuena! Has tomado el buen camino de empezar a cambiar tus hábitos y tu estilo de vida, y este ya es un pequeño gran paso, aunque no te lo parezca.

Pero recuerda que con solo veintiún días no es suficiente. Se necesitan unos días más para acabar de consolidar e incorporar los buenos hábitos, así que no te relajes ahora y sigue adelante con tus propósitos y tus metas.

Por lo que respecta al ejercicio, si quieres seguir entrenando, puedes seguir con mis calendarios gratuitos de **Gym Virtual**. Si ya me conoces, seguramente ya estarás a tope con ellos, y este libro será más un manual y una guía de motivación para conseguir tu objetivo. Si eres nuevo y me has conocido a través de este libro, te recomiendo que eches un vistazo a nuestra página web **www.gymvirtual.com**, donde tenemos el calendario de principiantes de veintiún días para ponerte en forma, y el calendario mensual, gratuito y cambiante cada mes, para que puedas seguir con tu ejercicio mensualmente. Este libro puede seguir sirviéndote de manual para que siempre que necesites un poco de motivación, lo puedas consultar. También tenemos los planes de entrenamiento de doce semanas para conseguir una transformación completa. Lo encontrarás en **www. pgv12.com** Si quieres seguir manteniendo la motivación, te recomiendo que te unas a nuestra comunidad y que compartas tus fotos y proceso a través de las redes sociales con los *hashtags* **#ypct #yopuedocontodo** y **#gymvirtual**. Hemos formado un gran equipo porque entre todos nos vamos apoyando y dando ánimo para seguir adelante para conseguir nuestras metas. Compartir el proceso, aunque te pueda parecer algo absurdo, te ayuda a mantener la ilusión y la motivación, y no solo a ti, sino al resto de la comunidad que también lo comparte. Piensa que es como una manera de obligarte a cumplir con tus propósitos.

Cosas que tienes que tener en cuenta si quieres entrenar a partir de ahora:
- Cuál es tu punto de partida ahora.
- De cuánto tiempo vas a disponer para hacer ejercicio y a cuánto te puedes comprometer.
- Con qué frecuencia.

Cómo preparar tu entrenamiento:
- Asegúrate de que sea progresivo, no empieces demasiado fuerte.
- No estés más de dos días sin entrenar.
- Si tienes poco tiempo, trabaja la fuerza o haz una rutina HIIT.

- Intenta hacer dos días de cardio al menos a la semana, y dos-tres días de fuerza. No te olvides de calentar y estirar antes y después.
- Un día a la semana, por ejemplo el domingo, haz alguna actividad al aire libre, como salir a caminar, ir en bicicleta, etc.
- Si dispones de entre dos y tres horas a la semana..., te recomiendo que hagas los entrenamientos de fuerza con los mínimos descansos posibles y hagas ejercicios que impliquen el uso de todo el cuerpo.
- Si dispones de tres a cinco horas a la semana..., realiza los entrenamientos de fuerza con algunos descansos más de recuperación y haz dos o tres días de HIIT a lo largo de la semana.
- Si dispones de cinco a seis horas a la semana..., no hace falta que tus sesiones sean largas, pero sí que las hagas con más frecuencia. Te recomiendo que hagas ejercicio cuatro días a la semana.

MANTENTE MOTIVADO

Para ello, te recomiendo crear una cuenta de **Instagram @ypct_tunombre**, y subir tus fotos y vídeos de ejercicios, comidas saludables, etc. Ya verás que te sentirás muy arropado y acompañado. ¡Échale un vistazo a los *hashtags* si no me crees!

A lo largo de estos años, he leído y me habéis explicado muchas de vuestras experiencias que realmente me han conmovido. Recibo a diario muchísimos mensajes de personas que gracias a mis vídeos han perdido 25 kilos, que han logrado superar enfermedades o que se han dado una segunda oportunidad cuando lo veían todo oscuro. La verdad es que por el simple hecho de poder ayudar a la gente, me siento muy realizada.

Estaré eternamente agradecida por el *feedback* que siempre recibo de las personas que me siguen.

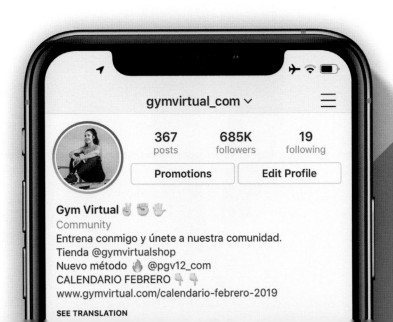

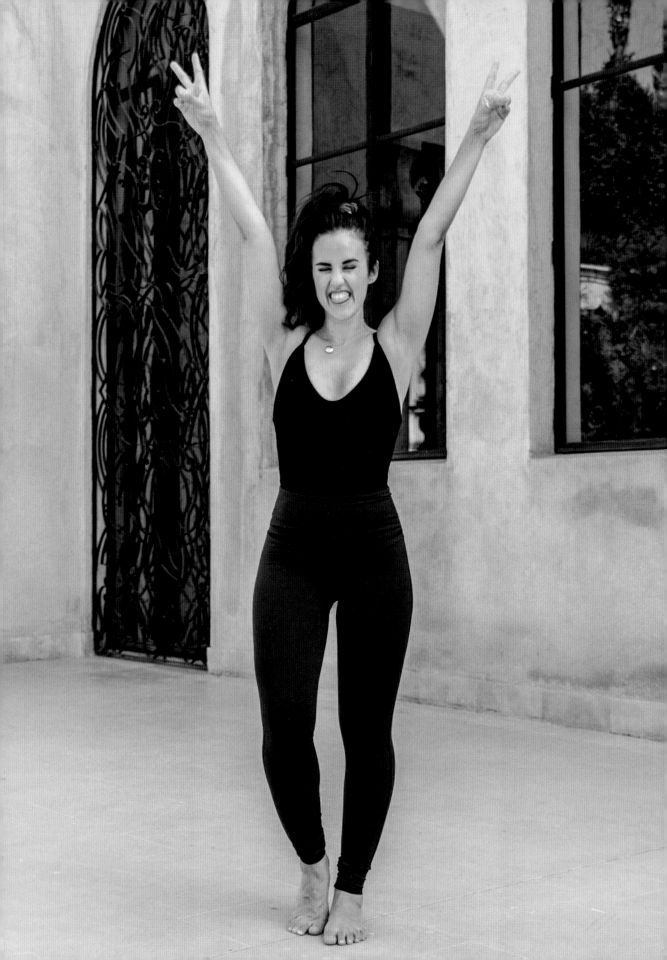

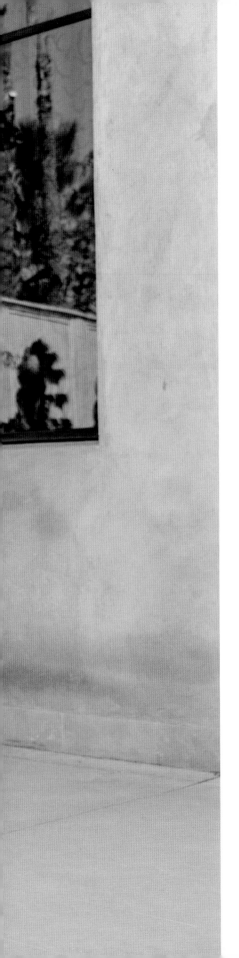

AGRADECIMIENTOS

A todos los que siempre habéis creído en mí y me habéis ayudado a realizar sueños. A todos los que mediante palabras, gestos y acciones me habéis impulsado a seguir adelante y a ser fuerte en todos los aspectos de mi vida.

A mi comunidad de *ypeceteros*, una comunidad fuerte que se esfuerza cada día para sacar su mejor versión y, sin pretenderlo, me ayuda cada día a sacar la mía. Sin ellos, nada de esto habría sido posible.

A la gente que tengo alrededor, gracias por ayudarme siempre y darme apoyo incondicional: Carles Galí, Claudia Soler, Carol Santana, Sonia Segura... Tengo infinitas palabras de agradecimiento para vosotros.

A Pamela Torrico, nutricionista y farmacéutica de confianza, que me ha ayudado a elaborar todo el apartado de alimentación y nutrición.

Y por último, pero no menos importante, a mis padres, por haberme educado en los valores del deporte y la constancia, haberme enseñado a ser fuerte, que el esfuerzo es la base de todo y que rendirse nunca es una opción que se pueda contemplar.

A lo largo de estos años, solo puedo sentir gratitud por todos los que me habéis acompañado, de una forma u otra, en este camino. Gracias siempre a los que seguís aquí, a los que nos hemos encontrado por el camino y me habéis acompañado un tramo y a los que os habéis incorporado recientemente.

Gracias por ser mi motor e impulsarme a mejorar cada día como persona y como profesional.